新装版

医家16代の医師が解く
中村天風健康哲学

茂原機能クリニック 院長
伊藤 豊
Ito Yutaka

ロング新書

はじめに

天風先生は、「俺は心身統一哲学を説くが、哲学者ではない。哲学理論を説きたいのではない」と明快に言明しております。

さらに、「俺は理論から入る理入（りにゅう）ではなく、行いから入る行入（ぎょうにゅう）を教える」と。

これは大学などで教えられる学問としての哲学（アカデミック・フィロソフィー）ではなく、天風先生自身が壮絶な偶有性の荒波のなかを生き抜いてきた、実践哲学なのです。今風に言えば、「ポップ・フィロソフィー」なのです。

「せんじ詰めれば、その大根大本はヨガの哲学にあるんじゃなくて、私の人生経験、詳しく言えば、普通の人の味わえない、死線の上で何年かのあいだ生きていたという、ある特別な境涯で私が体験したいろいろの出来事のなかから天風哲学は生まれた」

と、天風先生は言われています。

ぶっちゃけて言ってしまえば、どうのこうのと屁理屈を述べる（How to say）のではなく、どうすればできるのだ（How to do）ということを示されたのです。

いつでもどこでも実践できる――言い換えれば、どういう場合でも役立つ哲学なのです。


小難しい天風学の本がいろいろ出ていますが、天風先生の愛弟子の清水榮一氏は、「天風さんはさぁ、そんなに難しい言葉を使わず、ざっくばらんな人だったよ」と教えてくれました。

「人を楽しませること、人を思いやること、それを現実にするには何を措いても相手の気持ちになって考えることだ」

「心に楽しさがあるときは、つらさや苦しさは同居しない」

こうした天風先生のお言葉は、医学概論そのものです。また、脳科学的にも脳、というより〝心〟がいちばん好むことをおっしゃられているのです。

本書は、天風哲学のなかでも、**「天風健康哲学」**ともいうべきテーマを中心にお話ししていきます。

ではここで、「天風健康哲学」とは何か。これをひと言で言ってしまえば、

「人間は強く生きなければならない」

という哲学です。

人間には寿命があります。しかし、「生きている間は、健康に生きられるのが人間であり、運命もまた変えていけるのが人間なのだ」と天風先生は説かれています。

肉体的にも精神的にも、強く、長く、広く、深く生きられるのだと。

そしてその方法論が、実践哲学としての「心身統一法」です。

現在の西洋医学は確かに進歩しています。医療機械が進歩し、検査能力が増し、医薬品もありとあらゆるものが出回っています。世界にあるものは、お金さえあれば、日本でも手に入ります。

しかし、その進歩を上回るほどに、人間を襲う病気の種類もうなぎのぼりに増えています。このような状況下で、医師も「わからない、治らない、あきらめる」のお手上げ状態にならざるを得ないこともしばしば、というのが現実ではないでしょうか。

天風先生は、「こういう病気に対しては、こういうことをしなさい」というようなことは、おっしゃっていません。

しかし、先生の説く「心身統一法」には、間違いなく病気を克服する力があります。**「まず何をおいても、心を生命の道具として使いこなしていける『意志力』を出す人間になること」**

本書はこのテーゼを追及しつつ、痛みや病気に負けない「特定意識の習慣づけ」の気づきを与えられる本にしていきたいと思います。

中村天風先生が築きあげられた「天風哲学」を、我師匠清水榮一先生の教えのもとに科学的に分析しつつ、人間が本来持っている自然治癒力、自己治癒力をフルに引き出し、真・善・美に裏打ちされた健康な人生を再スタートさせるための最適のガイダンスとしていただければ幸いです。

著者記す

CONTENTS

目次

はじめに　3

第一章　天風哲学の極意

「実践哲学」であり、「応用哲学」である　16
人間は強く生きなければならない　20
心と体を統一し、それを鍛錬して生きる　24
心が脳をつくり変えてくれる　30
健康だから元気なのではなく、元気だからこそ健康なのである　37
気を病むな、病は治せ　42

健気に生きていろ　47
自然に逆らわず、その流れに則していく　49

第二章 「脳科学」で天風先生の教えを読み解く

脳内神経伝達物質のバランスを回復させる天風哲学　54
よりよい心の状態でいられるために自分の脳内を知る　57
脳を興奮させる伝達物質と抑制させる伝達物質　59
①三大神経伝達物質＝ドーパミン、ノルアドレナリン、セロトニン　59
②その他の神経伝達物質　63
③Ａ10神経系、Ａ６神経系　64
脳の働きと天風先生の言葉　65

CONTENTS

①情報の守衛所「RAS」（脳幹・網様体賦活系） 67
【天風先生の言葉1】 69
②理性と知性の「大脳新皮質」と本能の「大脳辺縁系」、欲望の「視床下部」 70
【天風先生の言葉2】 74
③表情・態度の脳「大脳基底核」 76
【天風先生の言葉3】 77
④好き嫌いの脳「扁桃核」（扁桃体） 79
【天風先生の言葉4】 80
⑤記憶の脳「海馬」、記憶・学習・言語の脳「側頭葉」 81
【天風先生の言葉5】 82
⑥怒り・怖れ・悲しみの脳「青斑核」 83
【天風先生の言葉6】 88
⑦調和・中庸の脳「縫線核」 90

【天風先生の言葉7】 91
⑧やる気の脳「側坐核」 93
【天風先生の言葉8】 94
⑨意志・創造の脳「前頭連合野」（前頭前野） 96
【天風先生の言葉9】 97

第三章 心と体が喜ぶ「天風式健康法」

生命力を高め、活用する 100
消極的な観念を積極的なものと取り替える 106
①本来の力を発揮するためには 106
②たまった汚れを落とすための大掃除の方法 108

自分の実在意識に働きかけ、プラスの思考回路をつくる 125
①内省検討 126
②暗示の分析 132
③対人精神態度＝言行の積極化 134
④取越苦労は厳禁 137
⑤正義の実行 140
⑥不平不満を言わず、感謝を共にする＝「正直、親切、愉快」の実践 142
天風先生おすすめ、心を乱されない体勢「クンバハカ法」 147
持てる力をすべて発揮するための精神統一法「安定打坐法」 154
体に力がみなぎる「天風式活力呼吸法」 164

第四章 「絶対積極」大丈夫、必ずうまくいく

プラス思考を継続する 172

①「嘘でもいいから、笑ってごらん」 172

②明るく、朗らかに、生き生きとした勇気 175

③心と体の主人として、それらを使いこなす 180

進化と向上を目指す 186

①本来の姿は創造の生活にある 186

②自分の運命の主人公となって自己改革する 188

③欲は根源的な重要な力 191

④「いつも明るく、朗らかに、颯爽と」 194

⑤「大丈夫」「できる」という積極的・肯定的な言葉から 198

第五章 自分に奇跡を起こす「三つの約束事」

1 積極の心を持つ 204
①〝微動だにしない自信〟を持って生きる 204
②強さだけでなく〝自分の弱さ〟をも武器に変える 208
③「尊く、強く、正しく、清らかな態度」を貫き通す 210
④肯定的な可能性に目を向けて生きる 212
⑤自分の限界を自分で決めない 216
⑥「どうせやるなら、どんなことも明るくはつらつと」 219
⑦心の持ち方一つで、病気も克服できる 221
2 不動の心を持つ 225
①絶対不変の真理を基準にする 225
②「信用」はビジネスにおける不変の真理 227

③常に変わらないサービスの心・情熱を持ち続ける　228
④「善」を追求することを基準にし臨機応変に対処する　230
⑤誠と愛と調和が相互の共感共鳴をよぶ　232
⑥常に平静、沈着、平和で光明に輝いている　234
⑦真実の言葉を自分に念じて、実行の駆動力とする　236

3 寛容の心を持つ　238

①勝ち負けだけの発想・見方を多元的に広げる　238
②美しく生きることは、心の豊かさが世の中の愛と平和につながる　242
③白黒だけでなく灰色も受け入れる心をもつ　245
④強さだけでなく他を包み込むやさしさと和らぎの心　247
⑤「赦す・赦さないではなく、忘れてしまえ」　254
「知・情・意」が人間精神の根本　259
あとがきにかえて　265
◆天風式〝体を正しく動かす〟方法　267

第一章
天風哲学の極意

「実践哲学」であり、「応用哲学」である

現代は、エゴ、我がまま、甘えに自分勝手が、得てしてまかり通ってしまう世の中といえるでしょうか。

学校教育でも、個性尊重だとか、落ちこぼれをなくすかなどというところに重点が置かれすぎて、反省のための訓練がまったくなされていないように思えます。

そのようにして育った人間は、自分中心で、自分にとって都合よくいかないのは相手が悪いからと思い込みがちです。「自分が悪いから叱られるのだ」「自分が弱いから負けるのだ」ということをまったく理解も反省もせず、相手を批判します。

偏差値や模擬テストの結果で挫折を感じることもあるでしょうが、それは数字だけの感覚にすぎません。TVゲームをしていて、うまくいかなかったときと同じ種類の悔しさでしかありません。その向こう側に「人間」がいないのです。

とかく子供のころから勉強ができて、家庭環境にも恵まれ、トントン拍子で、世間

では一流といわれるような企業に就職したビジネスパーソンなどに、この傾向が多く見られるようです。

あまりにも挫折を知らなすぎるために、社会への抵抗力がないことが、その背景にあるといえるでしょう。失敗に対する恐怖心だけが先立つのかもしれません。

その恐怖も、仕事自体の失敗を恐れるというより、そのときの自分の立場がみっともない、カッコ悪い、という外面的なところを非常に気にするのです。

彼らに共通しているのは、「与えられた仕事はきちんとする」ことです。

学校では、足し算、引き算を教えたからといって、いきなり掛け算、割り算をやらせるようなことはありません。彼らは、習った通り、その延長線で仕事をしようとするのです。「足し算、引き算の仕事を与えてください」と言って仕事をする。やらせると、確かに速く正確です。「きちんとこなします」と胸を張るだけのことはあります。

しかしそこに突然、掛け算、割り算の仕事を命令されると、彼らはまったく何もできないのです。それは「習っていないのだから、仕方がない」というわけです。

しかし、現実の世界では、いきなり掛け算、割り算で計算しなければ間に合わないときもあります。

そのときは、掛け算、割り算を自分でマスターしなければなりません。それが仕事なのです。

要は、応用問題が解けないのです。

実際の社会では、どんな仕事でも必ず相手の「人間」がいます。それは取引先であったり、社内の上司であったり、同僚や後輩ということもあります。

「挫折」は、そういう相手との競争に負けることで訪れます。負けたときには、はっきりと負けたことを認めなければなりません。ところがこういう人ほど言い訳をしたがり、また、言い訳がうまいのです。

けれど、どれほど言い訳してみても、負けは負けなのです。この悔しさ、みじめさに耐える訓練が足りない人は、訳がわからないままに悩むより他はないのです。

一方で、「はじめに」でも申し上げたとおり、天風哲学では、**「どうのこうのと屁理屈を述べる（How to say）のではなく、どうすればできるのだ（How to do）ということ」**が示されています。

「いつでもどこでも実践できる――言い換えれば、どういう場合でも役立つ哲学」とは、「応用の哲学」にほかなりません。

足し算、引き算しか知らないのに、掛け算、割り算の計算をしなければならない、というときに、挫折を味わい、負けのみじめさに思い悩んだり「できない理由」を並べ立てて言い訳したりするようではいけません。

今、自分がわかっているのが足し算、引き算だけでも、そこであきらめず、足し算、引き算のスキルを含め、あらん限りの知恵を結集させて「では、どうすればできるのか」を考える人間にならなければなりません。

人間は強く生きなければならない

現代人に多いいちばんの問題点は、**「信念」がないことでしょう。**ただそのひと言に尽きると思います。

その「信念」とは何か。天風先生はまず、自分の成功のシーンを具体的な映像として描くように、私たちを導いてくれています。

「ああなるといいな」とか「ああなりたいのだが」などといったぼんやりとした映像では、信念もぼんやりとかすんでしまって効果がありません。

できるだけはっきりと、強いタッチで描くことです。そうすれば本当にそのシーンが実現するようになるのです。

「疑っている間は、信念が固まらないよ。妄念を捨てて教えられたことをとにかくおまえの理智の袋へソロリと入れてみな。これまで見えなかったものが見えてくるから」

と天風先生はおっしゃられています。

疑わず、迷わず、信じてみてください。

本気になって自分の信念を強くしようと決意する人は確かにたくさんいます。しかし、その決意をずっと持ち続け、意欲を燃やし続けられる人は、残念ながらそれほど多くはありません。せっかく志を立てながら脱落する人が多いのです。

とにかく人間の決意というものは、放っておくとついゆるんで、意欲の炎が消えてしまいがちです。心の迷いや弱さを感じたら、**「これではいけない、また決意がゆるんでいるぞ」**と、気づいて再び立ち上がらなければいけません。

こういうことを繰り返しているうちに、自分の信念が確立され、だれが何を言おうとも決して揺るがないようになるのです。

「そんなことうまくいくものか」「それくらいのことなら前からやってみたが、効果がなかった」などと反発する心が先に立つ人もいるでしょう。

しかし、それはせっかく信念を確立しようという意欲の炎を、自分で消すことになってしまうのです。

天風先生自身も、何日も何カ月も、ひたすら瞑想にふけっているうちに、どうしても信念を煥発しなければならないという気持ちが自然と高まってきたといいます。半信半疑だったものが、なぜか次第に固まり、いつのまにか確信に変わっていったと聞いています。

先生は進んで信念の確立に没頭しました。「オレは治る、治るとも」と、理屈抜きで、しかも簡単明瞭に思い込んだのです。

こうして健康を回復し、はつらつと活動している自分の姿だけを心に描きました。やがてこれが夢の中にまでひとりでに現われるようになったのです。

そのうち、今まで病身だった自分が本当の自分なのか、映像の中でいきいきと活躍している自分が本当の自分なのか、混然一体となってわからなくなったそうです。

しかしやがて、あの弱々しい病に沈んでいた自分はあとかたもなく消え去って、強くたくましい自分だけが出てくるようになりました。

「これが本当にオレなのか」と自分でも不思議なほどだったといいます。そうしてこ

の頃から、病は急に快方に向かったのでした。

これは、「心の不思議」といっていいと思います。

実在意識で思ったことが、それとつながっている潜在意識と一致して、それによって信念が確実なものになるのです。

「思考が人生をつくる」と天風先生も言われているように、人が心に強く思えば思うほど、それは強固な信念になり、そして確実な形になって現われるのです。

健康も仕事も、あらゆることにおける力の根源は自分自身の心なのです。ところが世間の人はそれに気づかないでいます。そういう人は、人間がどうして進歩や発展を遂げてきたのかもわからないのではないでしょうか。

信念が固ければ心は本来の力を発揮して、どんなことでも思うように進められます。信念をそのように強固なものにするためには、妄念を除かなくてはならないのです。

「オレは生きるのだ。生きなければならないのだ」と。

心を素直にして、自分が成功しているところを映像として見つめること。そうすれば信念は必ず成功への道を示すでしょう。

心と体を統一し、それを鍛錬して生きる

天風先生は、純粋に〝個人の生き方〟から命の哲学を説いています。

それは、天風先生が「心身統一法」を説いた所以にもなっています。

心ばかりを重視しても、現実からかけ離れたものになってしまいます。一方で、命は肉体だけに納まるものではありません。

命は、心と身体とが一つになって初めて成立するもの。だから、心と体を統一し、それを鍛錬して生きることが大切になると、説いたのです。

といっても、天風哲学の真髄は、この理論にあるのではありません。

天風先生自身が、「俺は心身統一哲学を説くが、哲学者ではない。哲学理論を説きたいのではない」と明快に言明しております。

では、天風哲学の真髄はどこにあるのか。それは、「はじめに」でも申し上げたとおり、

「俺は理論から入る理入（りにゅう）ではなく、行いから入る行入（ぎょうにゅう）を教える」

これは言葉にすれば心身統一哲学というものになりますが、それは頭で理解するものではありません。身体で、魂で受け止め、それを実践するということです。

それが、先ほどから繰り返し申し上げている、「How to say」（理屈）ではなく、「How to do」（どうすればできるのか）、いつどこでも実践できる、どういう場合でも役に立つ哲学の意義です。

この天風哲学の主な特長、魅力について、ここで少しまとめておきましょう。

天風哲学の魅力①＝いつでもどこでも実践でき、高揚感がある

人間の生命は宇宙エネルギーとつながっています。だからこそ、人間は本来、「私は断然強いのだ」と言うことができるのです。そのエネルギーを受け入れれば誰でも、病にも運命にも断然強い、人間本来の人生を構築することができるのです。

宇宙エネルギーを受け入れ、強くゆるぎなく生きるエネルギーとする方法で、いつでもどこでも実践できる具体的な方法として、天風先生自らの体験から考案したのが、「心身統一法」なのです。

また前述のとおり、天風先生は「心身統一法」によって、「自分の信念が確立され、だれが何を言おうとも決して揺るがないようになる」と言っています。

もちろん、何かを実践すればそのまますぐに本物の自信になるわけではありませんが、結果が積み重なっていけば本物の自信にもつながっていきます。それは、人間としての本質的な自信でもあるのです。

こうして確立した「信念」は、念願達成の原動力となります。信念が揺らいでいれば、なにごとも始まりません。「信念」とは、真実の言葉を自分に念じて、実行の駆動力とするものです。それは心を不動にします。

この「不動の心」が、宇宙のエネルギーから得た命のエネルギーを、活性化していくのです。

天風哲学の魅力②＝即効力がある

歯が痛いと心まで憂鬱になるように、体の調子は心にまで影響を与えます。また、心が病んでくると体の調子まで悪くなります。どちらの影響が強いかといえば、これは明らかに心が体に与える影響のほうが強いといえるでしょう。

実際、強い心が病気を克服するということも少なくありません。**心の持ち方ひとつで、人間は病気も克服できるのです。**

そういうことで言うと、この天風先生の「心身統一法」は、西洋医学並みの即効性をも持ち合わせているといえるでしょう。

「論より証拠」です。天風哲学を信じ、実感できたら、悟りもひらけるはずです。

天風哲学の魅力③＝体系的である

自分の心と体は自分が責任者。「心身の自己管理」は、仕事をするうえでも何をするにも、必須の条件といえるでしょう。そしてそれは、「成功の条件」でもあります。**天風哲学は〝大欲〟を目標にしています。この大欲とは、「社会に貢献する」ことです。**

この大欲、つまり社会貢献を目的にして使命を遂行すれば、仕事、愛情、お金という私的な成功も結果としてついてくるのです。

使命を遂行するために重要なのは、自分が心と体に使われず、むしろ心と体の主人になるための自己改革です。

実際人間は、心や体に使われやすいものです。しかし、人間としての使命がある以上、それを肯定してはいけないのです。そこで天風先生は、心身統一法という方法論を説かれました。

心や体に人間が使われていては、人間としての使命を果たせません。使命を遂行するためには、自分が心と体の主人となって自在に使いこなさなければなりません。そのためには心身一如の生活を実践する必要があるのです。

それゆえ天風先生は、人に役立つ自己の完成のために、心身一如の真人生を目標にすべきだと説き、具体的にその方法を示したのです。

目標がどんなに大きくても、そこに到達する方法論が間違っていれば、それは絵に描いた餅になってしまいます。もちろんそれでは、小さな成功すらおぼつきません。成功はすべて、自分が自分の運命の主人公となって自己改革することから始まります。天風哲学では、この自己改革から「成功」までのプロセスを体系的に示してくれています。

そしてこれは、実は、脳科学的にも説明がつくのですが、天風哲学と脳科学については第二章で後述します。

心が脳をつくり変えてくれる

現在の医学哲学及び医学教育は、もともと物理学と構造学のほうに向いています。病気は、感染や外傷、遺伝子的欠損、老化、ガンによって生じた、その機械の部品の故障と見なしているのです。

さらに、医学は実験室が大好きで、実験室で証明できないものは何もかも無効と考えています。実験室によって医学が進歩した役割は、万人の認めるところです。しかし、実験室で結果が出ないものは「非科学的」であるとして、現代医学は無視を決め込み、健康や病気に対して「心」はあまり関係がないようだと信じることにしてしまいました。

この現代の西洋医学の根底には、実は、ルネ・デカルトの思想が脈々と流れているのです。

その昔、「医学部」は哲学科の下部組織でした。現代の西洋医学は、一七世紀、数学者であり、唯物論派を代表する哲学者であったルネ・デカルトまで遡ることができるのです。

ルネ・デカルトといえば、「われ思う、ゆえにわれあり」の名言で有名ですね。この言葉の意味は、「自己を決定するのは個人の精神のみで、肉体は自己の決定に何ら関与しない」ということです。

しかしこの仮説は、誤りです。

人間という存在は、決して精神だけで成り立つものではありません。

この点について、私は整形外科医ですので、「痛み」ということで説明します。

昔の科学者や哲学者たちは、「肉体が痛みの発生源であり、脳がその信号を受動的に受け止めると、痛みの感覚として認識される」と考えていました。痛みは、脳や心から生まれるのではなく、体のどこかで生まれると考えていたのです。

これは「唯物論」そのものの解釈です。唯物論では、人体を一種の機械とみなし、あちこちの「部品」をいじれば、「修理」できるとしたのです。今の「切る、焼く、殺す」の現代西洋医学です。

「科学は疑う」で、かならず仮説を立て証明していく手法をとるのですが、先の「われ思う。ゆえにわれあり（自己を決定するのは個人の精神のみで、肉体は自己の決定に何ら関与しない）」という仮説がそもそも誤りであるにもかかわらず、これがまかり通っているのです。


人間という存在は、決して精神だけで成り立つものではない――天風先生は、この二元論から、「心身相関」について追及されたのでした。


もちろん、デカルトが神経回路を説明したことは、それはそれは大変な業績で、現代にあっても評価されるものです。

そして、「心の不思議」にも気づいていたのです。それは近代人では初めてといっていいでしょう。

心の不思議、つまり精神的領域が物質的な世界とはまったく違った性質をもっているらしいという事実に、真剣に取り組んだ科学者なのです。

デカルトの結論は単純で、二つの異なった現実が並存していると考えていました。「レス・コギタンス（思惟体）という思考をエッセンスとする主観的な心と、レス・エクステンサ（延長体）という物質世界の二つがある」という、「二元論」です。

当時フランスでは、さかんに宗教裁判が行われていました。科学が宗教、教会と死闘を繰り広げていた時代です。それゆえデカルトも、あえて心というものにふれなかったのかもしれません。

そして、デカルトは、数学者で、幾何学の創始者でした。だから次のように分析したのです。

「『野蛮な動物』を含めたすべての生き物はただの『自動機械』にすぎず、その運動は時計仕掛けと同じように臓器の組み立てに則っている。時計は歯車や錘だけでできているのに、人間がどれほどの知恵を絞るよりも正確に時を告げることができる」

生物をすべて含めて、「自動機械」としてしまったのです。

こうしてデカルトは、科学を脅威と感じていた教会に対して、神学や霊性の世界に科学が関与することはないという保証をしたのです。魂や心、意識の領域については宗教が、物質的な領域については科学が扱うということにしてしまったのです。

このようなことから、以後、哲学者は、科学には手をつけなくなってしまったのです。

ちなみにその後デカルトは、フランスを脱出し、宗教に関して規律の少ないオランダに逃亡するのですが、このデカルトが説いた二元論の最大の問題点は、人間を「機械」のように扱っていることです。

「自発的な意志をもち、自由に動きまわる。意志を行使することで、非物質的な心は物質である人体という機械を動かすことができる」と、そして、心と体を結びつける「松果体」というものがあると主張したのです。


宗教と科学の対立をまぬがれるため、デカルトが「心」は宗教で、「物質」は科学でと、ふたつの領域に分けた時代からすでに三世紀以上経った現在でも、心と物質は二つに分けられ、たいていの医者は、心に関するものと身体に関するものとを明確に区別しています。

そうして、心に関係した問題に直面すると、「逃げ」の態勢に入ってしまう医師が多いのです。

これはもちろん、教会に遠慮しているからではありません。身体、すなわち部品の故障のほうが楽だからです。

こうして「心」の問題は、その原因がわからないために、「精神安定剤」を処方して、「どうぞ、お体をお大切に」ということになってしまいがちなのです。

しかし、最近の脳科学の発展は目ざましく、哲学的、倫理的な問題に取り組めるようになってきました。

神経科学が唯物論に挑戦し、「心には因果関係を起こす実効性がある」という見方があからさまな物理的還元主義に取って代われば、哲学や倫理や道徳とも矛盾しなくなるのです。

これをいち早く示してくれたのが、天風先生その人なのです。

ここで、このテーマに関する天風先生の講演録からその一部を紹介しましょう。

「私たちの心境が無念無想という最高の心境に到入すると、科学的に言えば宇宙創造

の根本要素＝ＰＣ・Ｈ（プランク常数Ｈ）と人間生命とが融合一体化するからで、これをさらに哲学的に表現すれば、神人冥合の現実化が具顕して、神＝大自然のもつ叡智が無条件にその心の中に流入するのである……」

このなかで述べられている「ＰＣ・Ｈ（プランク常数Ｈ）」とは、一九〇〇年一〇月、ドイツの物理学者マックス・プランクが、「電磁放射（可視光線、赤外線、紫外線、その他の電磁スペクトラム）は連続的な流れではなく、目に見えない小さなエネルギーの固まりである」という説を発表した、量子物理学のなかの概念です。

現代医療の世界では、ＭＲＩ、ＰＥＴスキャンが活躍していますが、このＭＲＩやＰＥＴスキャンを用いた研究が、脳科学を飛躍的に発展させ、そうして、プランクが誕生させた量子物理学によって、「心の力」が実証されることとなったのです。

難しい説明はともかく、今やデカルトの二元論の誤りは明らかとなり、そして、心の力と気づきがニューロン（神経細胞）のつながりを変える力をもっているのです。

つまり、心の動きにより、脳のふるまいが違ってくるということ。

「心が脳をつくる」、そして「心が脳をつくり変えてくれる」のです。

健康だから元気なのではなく、元気だからこそ健康なのである

ここでひとつ、中村天風先生の逸話を紹介したいと思います。先生が世界中の著明な医学者、心理学者を探し回って、旅をしていたときの話です。

このとき天風先生はドイツで、ハンス・ドルーシュ博士という生物学者・自然哲学者に出会います。天風先生はドルーシュ博士にたずねました。

「軍事探偵として活躍し、あれほど胆力のあった自分が、肺結核を患うと心まで萎縮し、弱くなってしまいました。いったい心と体はどんな関係があるのでしょうか。そして心を再び強くするには、どうすればいいのでしょうか」

ドリーシュ博士は、

「心というものは、人間の自由にできるものではない」

と答えるだけでした。

諸外国の著名な人々に救いを求めた天風先生の結論は、皮肉にも「心は自由にならない」というものでした。いかに心が萎縮しようとも、弱くなろうとも、心をコントロールすることはかなわない、ということ。

その後、日本へ帰る途中、偶然に出会った聖者カリアッパ師の導きで、インドへ修行に行かれたときのことです。天風先生は、聖者にひれ伏し、

「『おまえは助かる』と言われました。その教えは、いついただけるのでしょうか」

「いつなりとも準備はできている。だが、おまえにはできていない。そのほうの準備ができていないからだ」

と聖者は言い放ちました。

「いえ、私にもできています」

と食い下がる、天風先生。

聖者は水の入った丼と、湯の入った丼を用意させ、天風先生に命じました。

「さあ、水を張ったこの丼の中に、湯を入れてみよ」

「水の上から湯を注ぎますと、両方こぼれてしまいます」

と、天風先生が答えるや、聖者は一喝した。

「井の水はおまえだ。おまえの頭の中には、これまでの屁理屈が入ったままではないか。屁理屈を捨てない限り、私の教えを受け取ることはできない」

ここで天風先生は、ハッと気づかれたのです。

新しいことを学ぶ場合、特にそれが新しい考え方である場合には、既存の知識をアンラーニング（既存の知識を捨てること）しない限り、新しい知識を学び取ることはできません。頭の中の既存の知識が色めがねとなって、自分に都合よく解釈してしまうからです。これでは既存の知識の強化にしかなりません。

ここで言いたいのは、現代西洋医学を否定しなさいということではありません。人類が今こうしてあるのも、現代西洋医学のおかげなのです。ただ、とりわけ心のような難解で神秘的な分野では、現代西洋医学はまだまだということです。

特に強調して言っておきたいことは、かしこい素人のほうが、医学教育やそれに付随する哲学的偏見にじゃまされないだけ、新しい考えを受け入れやすいといえます。

現代医学は科学的柔軟性に欠けています。
心の状態や感情が身体の器官や組織に影響を与え、よくも悪くも変化をもたらしているのは事実なのです。

ここで、**「天風健康哲学」**の、五つの特徴をあげます。

①人間はもともと健康であるようにできている

②真の健康は心身の統一された純正生活から生まれる

③自然法則に順応した生活態度が肝要

④絶対積極(ぜったいせきぎょく)の心をもつこと

⑤自制と自助こそ健康確立の原動力

確かに言えることは、〝**健康だから元気なのではなく、元気だからこそ健康なのである**〟ということです。天風先生はこれを「**人生の真理**」と言っています。

元気を出すということは、体に無理をさせて頑張ることではありません。病を気にせず、病を病だけで治す心の強さをいいます。真の意味で自分に優しい「絶対積極」の心なのです。

私たちは宇宙大自然の真理によって生まれ、真理によって活かされている以上、真理を無視して生きることはできません。

したがって、**その真理のなかにいかに自分の生命を生きるか――それには、心は心の道に、体は体の道に従い、心身を統一して生きること**。

天風先生はこのような生き方を〝**真人生**〟と呼びました。そここそ「生きがいのある人生」があり、このことをゆるぎない人生の根本義と喝破（かっぱ）したのです。

気を病むな、病は治せ

私たちは病気をすると、ひたすら頭の中で現在の病と葛藤し、「私は体が弱い」、「私は熱がある」、「ここが悪い、あそこが悪い」と体の悪いことばかりを考えてしまいがちです。

治った後の、本当に健康で張り切った状態を、頭の中で考えようとはしないのですが、そうではなく、現在の病など飛び越して、晴れやかな、本当に病気が治り、健康美を発揮したときの自分の姿を、自分の心に描くことが大切なのです。

「病を治す秘訣は、病を考えないことだ。病を忘れよ。これが秘訣だ」

と、天風先生も言っています。さらに、

「本当の我とは、生命（霊魂）であり、個の生命は大いなる生命（宇宙霊）とつながっている」

「生命とは本来、生きて、生きて、ひたすら生きてやまないものである。生命は、たくましい力と絶妙な知恵を法則的に使って、絶え間ない創造活動を行っている。一本の木にみごとな花を咲かせるのも生命の働きなのだ。

生命は、ひたむきに進化・向上しようとしている。この生命が弱いはずはない。生命とはまことに強いものである。その状態は、積極的であり、調和ある統一性を持つものである」

とも言っています。

強固な信念がつくられると、それがもっと神秘的な感化作用、奇跡以上の良い現実が生命に現れると、先生は主張されています。ひと言でいえば、

「気を病むな、病は治せ」

ということです。

もちろん、その際に医師による治療を受けることを、決して否定するものではありません。

しかし、天風先生ご自身が医師でもありました。

患者自身が病気にこだわり、気を病んでしまったら、治療は難しくなってしまいます。その気に力と光をとりもどすには、心ひとつの置きどころ、その置きど

ころを変えるのに強い信念が健康への原動力になる、ということなのです。

つまり、人の心の中の考え方や思い方が、その人を現在あるがごとき状態にしているといえるのです。

ですから、「私は体が弱い」と思っていれば体は弱くなるし、「私は長生きできない」と思ったら早死にする。「私は一生不運だ」と思えば、いつまでも運に恵まれない……。

「自分の発した方向に、運命は進む法則」のとおりに、進んでしまうのです。

潜在意識は、「帰納法」的に考え、そうだと思っていることを「本人が望んでいるのだ」として、その通りに進んでしまうのです。ここから、脳内の様々な経路の中にある「ON／OFF」のスイッチを、ポーンと入れてしまうのです。

そこで、天風先生の信念の煥発法では、暗示力の応用が重視されています。

心に絶え間なくひとつの映像を描くのと同様に、自己暗示もまた、絶え間なく反復連続することです。

このとき注意しなければならないのは、「描いてみるけれども、本当にうまくいくのかしら」、「なかなかうまくならないが、ひょっとすると私は駄目かしら」などとマイナスに考えないことです。せっかく良いイメージを描こうとしても、このようなマイナス思考の自己暗示が、それらを消し去ってしまうことになるからです。

天風先生も、このように自己暗示を消極的方面に用いたときは、まったく反対の結果を導くとおっしゃっています。そしてジンクスを気にしたり、易に頼ったりしたり、縁起をかついだり、そのほか迷信的な行為をする人というのは、結局、自分に消極的な自己暗示をかけていることになり、その人生を暗くしてしまっていると言っています。

万物の霊長である人間は、もともと程度の高い豊かな生活ができるようになっていきます。その生活を豊かにしようとするには、理想を気高くしなくてはなりません。

それゆえ、**「明るく朗らかに、活き活きとして、勇ましく」**と、天風先生は呼びかけ続けられたのです。

天風先生は、生命の分析から生命の二つの局面に注目し、次のような二つの原則を見い出しています。

●生命の積極性……生命はその状態において、積極的である人が生命力に満ちあふれるのは、心も体も積極的になるときである＝「生存（生命の存在）原則」

●統一性…………生命は統一性を持つものである。生命を使うときには、統一的でなければならない＝「生活（生命の活用）原則」

これらの原則が、「心身一如」たる生命にいきいきと働くようにすれば、私たちを悩ます病からも、運命からも解き放たれるのです。

それゆえ天風先生は、

「『心身統一法』とは、日常生命道である」

とおっしゃっているのです。

健気に生きていろ

現代の社会は、行き過ぎた環境破壊に、政治腐敗、不況さらにコロナ禍や自然災害の多発といった混乱が続いています。

これに呼応するかのように風俗は乱れ、快楽主義が幅をきかせて、異常犯罪が次々起こり、底知れぬ不安を感じさせます。

かつて日本人は、「義を重んじ、恥を知る」民族とうたわれましたが、今では「義を軽んじ、恥を売り物にする」ことがもてはやされている感があります。しかし、これは何も日本に限ったことではなく、いわゆる先進国に共通の問題のようです。IT革命に、グロバリゼーションがこの傾向に拍車をかけているのではないでしょうか。

こうしたなかで「自然に帰ろう」というエコロジーの考え方や、ニューエイジと呼ばれる精神世界の運動が同居しています。自然の摂理と調和し、そのエネルギーを活用するというライフスタイルこそが、心身の健康や社会秩序の回復までもひき起こすという考え方が、広く受け入れられるようになっています。

文明が進み、生活環境が複雑化していく現代において、目ざましい医学の進歩をもってしても解決できない病気がますます増えています。

そうしたなかにあって、人間が宇宙・自然の法則を認識し、その法則に従うことによって、本来の生命の調和をとり戻そうという考え方は、きわめて新鮮でもあります。

天風先生は、インドでの修行時代に、カリアッパ師から、

「おまえの病が、文明民族の病を治す医学というもので治らないのは、理由があるんだ。どんな医学をもってしてもだ。生命を正しく扱わない者には、その生命を正しく守っていく力は働かないぞ」

と言われて、非常なショックを受けたといいます。

人間はもともと生命の仕組みから見ても、宇宙・自然の法則から逃げるわけにはいかないのです。

そして、先生が結核を克服し、発熱もおさまり、体もしっかりしてきたときに、カ

リアッパ師から「うれしいか」と聞かれ、「はい」と答えたところ、師はこう言ったそうです。

「ばか。治ったことを嬉しがるような人間だったら、凡俗だ。悪いときにそれに負けなかったことを嬉しがらなきゃいけないんだ。何でもないときに嬉しがるのは当り前のことだ。そんな気持ちを持っていると、また冒されるぞ。病があろうとなかろうと、一生、生きている間は生きていろ」

これはつまり、「**健気**（けなげ）**に生きていろ**」という意味です。これが天風先生の「**病になっても気まで病ませるな**」という考えにつながっているのです。

自然に逆らわず、その流れに則していく

人間はもともと健康であるべきはずのものです。そして、その健康を保持していくには、それなりの責任を完全に果たしていかなければなりません。

医者はよく、「この病気はこういう原因でなったのです」というようなことを言います。しかし、いちばんの根本原因は「自己統御」にあるのです。

と言うと、なにかとても難しく考えてしまうかもしれませんが、決して難しいことではありません。

「自己統御」とは、言ってみれば、生活のなかの、何気ないところでの、ちょっとした工夫や努力なのです。

病の根本原因は、自分自身のライフスタイル、生活習慣やものの考え方の傾向にあるので、それを正しい方向にもっていこう——ということです。

それでは、どのようなライフスタイルがよいのでしょうか。

天風先生は、「自然に逆らわず、その流れに則して、宇宙エネルギーを十分取り入れていく」ことが大切と言っています。これさえ守っていれば、いつも楽しく生き生きとした、病気知らずの生活を送ることができるのです。

しかし、こうした最も肝心なことをわかっていないために、些細なことばかりにとらわれて命を縮めている人が多すぎるのです。自然のなかには、人々を元気にするエネルギーが満ち満ちているというのに、病床に就く人があとを絶ちません。

天風先生は、健康であるために、心身統一法に基づく生活を指導されました。心身統一された生活とは、自然法則に順応した生活をすることで、**「純正生活法」**と呼ばれています。

健康、家庭、ビジネスという人生の三大問題に対して、トラブルもなく乗り切り、円滑に運んでいくためには、まず、〝心ひとつの置きどころ〟、すなわち宇宙法則の真理に気づき、それに基づく「正しい心の型」を知ることです。

型はだれにも教えることはできます。しかし、一人ひとりがそれを身につけて自分のものにしていくには、「自制と自助」による自己統御が必要となります。

型に自分の信念による「血」の温もりを感じさせる情熱をもって努力したとき、型は自分自身の形となるのです。

第二章

「脳科学」で天風先生の教えを読み解く

脳内神経伝達物質のバランスを回復させる天風哲学

心とは、「欲望」、「感情」、「理性」などの働きの総称です。

これを脳科学的に表すと、「視床下部（欲望の脳）」、「大脳辺縁系（感情の脳）」、「前頭連合野（理性の脳）」がそれぞれに働いた結果が、今そのときの「心」に表れているということもできるでしょう。

ここで、「欲望」とは、何かを欲しがり、手に入れたいという願望です。まさに「生きる」ということです。

「感情」とは、好き嫌い、喜び、怒り、悲しみ、楽しみといった、「気分」などのことです。

そして、「理性」とは、物事が本当はどんなものかといった大まかな内容を知る「能力」のことです。理性が働くことによって、判断力、予測、ものの見方（人生観、宇宙観、思想など）が生まれるのです。

そして、全脳内では常に、神経細胞と神経細胞の間を様々な脳内神経伝達物質がかけめぐっているのですが、それら脳内神経伝達物質の種類と量、そして脳のどの部位に働きかけられるかによって、「心」が決まります。

この「脳内神経伝達物質」は、大きく、脳を興奮させる伝達物質（興奮性の伝達物質）と、抑制する伝達物質（抑制性の伝達物質）に二分されるのですが、私たちの心、生命には、これら二者の「バランス」が非常に重要になります。

私たちが生きていくには、脳細胞間の情報交換、すなわち〝脳の興奮〟が不可欠なのですが、かといって、あまり興奮しすぎても困ってしまいます。

自動車がブレーキとアクセルでスピードを調整されて安全に走るように、脳を興奮させる伝達物質と抑制する伝達物質が、バランスよく流れることによって、脳の興奮状態を適度に保たなければなりません。

「平常な心」とは、脳がほどよく興奮した状態のことで、脳内神経伝達物質のバランスがとれていることです。

一方、心の病気（心身症および感情病）とは、この脳内神経伝達物質のバランスが崩れた状態なのです。

ですから、そのアンバランスになった脳内伝達物質を、うまくもとの適切なバランスに戻せば、心の病気も治すことができる、というわけです。

そこで、「天風哲学」なのです。

ここで天風哲学を「脳科学」とリンクさせて論じるのは、天風哲学には、この脳内伝達物質のバランスを回復させる力があるからにほかなりません。

天風先生ご自身、今のように俗に言う「脳科学」（専門的・学問的正式名称としては「神経科学」）が一般に普及する以前から、脳の働き、脳内神経伝達物質の働き、また身体に及ぼす自律神経の働きを研究され、熟知されていました。

そのような知識と実践に基づいた英知をもって、私たちを「健康」へと導いてくださったのです。

よりよい心の状態でいられるために自分の脳内を知る

今や脳科学に関する書籍も、学術文献的なものから読み物や実用書など一般書に至るまで各種、書店に行けば山と積まれています。できればこうした書籍を何冊か読んでおくと、天風哲学の真髄をより深く理解するのに役立つはずです。

また、例えば何かに憤って怒りがおさまらないときにも、「あっ、今、『怒り・悲しみ・恐れ』の脳、『青斑核（せいはんかく）』が興奮しているんだ……」と思うことで、「そうか、そういうことなんだ」と気持ちも落ち着き、怒りも収まりやすくなるかもしれません。

天風先生が脳科学を追究されたのも、そんなところに目的のひとつがありました。

人間は感情の動物ですから、ときに怒りまくったり落ち込んだりすることもあるでしょう。しかしそんなときにも、自分の脳内でどんなことが起こっているためにそのような心の状態になってしまうのかを理解し、そのうえで、**自分の脳内をコントロー**

ルできる哲学と実践法を知れば、人はいつも、より良い心の状態でいられるのです。

ここでは、脳科学のなかでも「脳が心に及ぼす作用」に関して、天風哲学の理解と、天風哲学を実践するにあたってその有効性をより高めるために参考となる事柄を、ごく簡単にではありますが、まとめておくことにいたしました。

専門的な表現はなるべく避け、読みながら皆さんが頭や心で「イメージ」しやすいように、できる限り平易な表現で、身近な〝たとえ〟などもまじえながら、主には本書のなかにしばしば登場するキーワード的な用語や、脳内システム、感情・心と行動プロセスなどについて、ごく基本的なところをおさえています。

以下、脳科学と天風哲学とを絡み合わせた解説のほか、天風先生のお言葉のなかでも、特に脳科学とリンクさせながら読むことで一層理解を深められるものなども、逐次ご紹介していくことにいたします。

脳を興奮させる伝達物質と抑制させる伝達物質

①三大神経伝達物質＝ドーパミン、ノルアドレナリン、セロトニン

(1)意欲を湧かせるドーパミン

ドーパミンは、中枢神経系に存在する脳内神経伝達物質で、体内のホルモン調節のほか、**運動や、快感、学習能力、意欲（やる気）など「報酬系」に関わっています。**

何かに感動したり何かを成功させたりなど「喜ばしいこと、嬉しいこと、良いこと」があると、私たちの脳内ではドーパミンがたくさん分泌され、「快感」を得ることができます。さらにドーパミンは、そんな「快感」という「報酬」をもっとたくさん得ようとするために、人に「**意欲**」を湧かせます。そしてその快感の経験を脳に記憶させ、その後も繰り返し、さらに人を意欲的にさせて効果をあげさせていくという

作用が、ドーパミンにはあるのです。

いわば「好きこそものの上手なれ」の伝達物質ということもできるでしょう。

なお、次に説明するノルアドレナリンは、ドーパミンを原料として生成され（ドーパミンはノルアドレナリンの前駆体）、また、ノルアドレナリンを原料として、アドレナリンが生成されることも、覚えておくとよいでしょう。楽しくなりますよ！

(2) 怒りのホルモン＝ノルアドレナリン

ノルアドレナリンは、**不安、緊張、恐怖といった感情に深くかかわっています**。人がこうした脅威やストレスに対峙するときに分泌され、ストレスに対応する作用があります。**「怒りのホルモン」とも「ストレスホルモン」**とも呼ばれる所以です。

脅威やストレスを感じると、最初はノルアドレナリンが大量に分泌されて、高い緊張感に見舞われます。しかし、同じような経験を積むことで、次第にそうした脅威やストレスにも慣れて、これらに対する「耐性」もできます。

また、ノルアドレナリンの分泌バランスがとれていれば、**判断力や意欲、集中力が**

アップし、ストレス耐性も強くなり、また脅威に対しても積極行動がとれるなど、理想的な状況を生み出します。

一方で、ノルアドレナリンが過剰に分泌されると、**極度の興奮状態に陥る、イライラする、キレるなど攻撃的になったり、落ち着きを失ったりします。**

「急いてはことを仕損じる」ともいえるでしょう。

他方、ノルアドレナリンが不足すると、**判断力や意欲が減退**したり、**無気力・無関心**になったりなど、うつ状態を引き起こすこともあります。

このように、ノルアドレナリンは、多すぎても少なすぎてもダメ。これはノルアドレナリンに限らず、すべての伝達物質にいえることです。

なお、興奮状態やストレス状態にある際に分泌される**「アドレナリン」**は、このノルアドレナリンから生成されますが、それぞれの大きな違いは、ノルアドレナリンが主に精神に作用して、感情を高ぶらせる作用があるのに対し、アドレナリンは主に体内の組織等に作用して運動能力を高めたり、交感神経の働きを活発にして心拍数や血圧を上昇させる作用があるなどの点です。人間は最高のハイブリッドなのですよ！

(3) 安定と安らぎをもたらすセロトニン

人間の精神面に大きな影響を与え、主に**心身の安定や平穏、やすらぎをもたらす物質**として知られています。そのほかの心身の安定ややすらぎに関与するホルモンである「オキシトシン」と同じように、「幸せのホルモン」と呼ばれることもあります。また、セロトニンは、睡眠をうながす「メラトニン」の原料でもあります。

このセロトニンには、ドーパミンやノルアドレナリンが暴走することを抑制して、**心のバランスをはかり、平常心を保とうとする働き**があります。

例えば、ドーパミン神経が「快感」で過度に興奮しすぎたり、ノルアドレナリン神経が過度のストレスで過剰な緊張・興奮状態を生んだりするのをコントロールする作用があります。

それゆえセロトニンが不足すると、暴力的になったり、うつなどの精神疾患を発症させたりすることもあります。

②その他の神経伝達物質

○ギャバ

抑制性の伝達物質。ドーパミンなどの興奮性の神経伝達物質が過剰に分泌されるのを抑えて、気持ちを落ち着かせるリラックス作用、抗ストレス作用がある

○グルタミン酸

興奮性の伝達物質

○エンドルフィン

幸福感や痛み緩和に関係する脳内麻薬物質。鎮痛効果はモルヒネの六・五倍ともいわれる。脳を活性化し、精神的ストレスの解消に効果があり、免疫細胞の防御反応を強化させる作用もある

○アセチルコリン

興奮性の伝達物質。記憶に関連する

○メラトニン

睡眠などの生体リズムをコントロールする

③A10神経系、A6神経系

神経物質は、脳のなかの大脳辺縁系にある「扁桃体(へんとうたい)」の働きによって分泌され、この扁桃体の指令によって、脳幹にある神経核という神経細胞の集まりの働きによって、脳内の各場所に放出されます。

神経核は、脳幹から、A、B、Cの三つの系列を成して並んでいます。左右対称にA1、A2、……B1、B2、……などナンバーが付された合計四〇個の神経核が並び、それら神経系の一定の箇所が、それぞれ一定の各神経伝達物質を担当しています。

そのうち、ドーパミンを担当しているのがA8〜A16神経系で、特にA10神経系は最も重要で「報酬系」とも呼ばれています。

また、このA10神経系が伸びている先の前頭連合野には、抑制機能つまりドーパミンの放出のストッパーがないために、そのままだとドーパミンはどんどん放出されっぱなしになり、暴走してしまいます。それを防ぐために働く神経系のひとつに、A6神経系があります。A6神経系は、ギャバという抑制性の神経伝達物質を放出して、A10神経をコントロールしています。

脳の働きと天風先生の言葉

「脳」とひと言で言っても、人間の脳はいくつかの領域（部位）に分かれ、その部位ごとに果たすべき機能・役割が決まっています。

■脳内地図

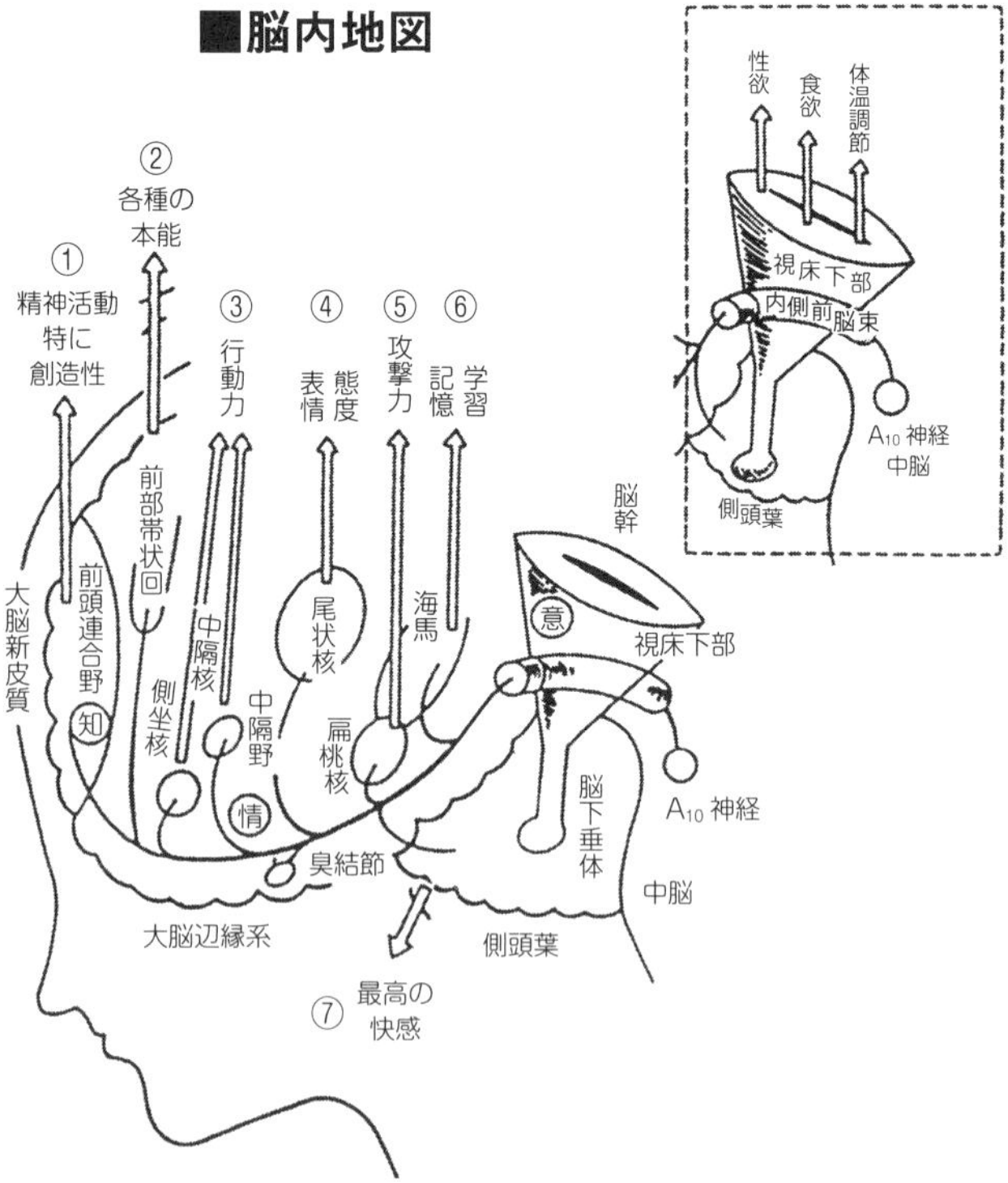

①ＲＡＳ……経験をつむことだ

②視床下部（ししょうかぶ）……人の喜びをわが心の喜びとする

③大脳基底核（だいのうきていかく）……嘘でもいいから笑ってごらん

④扁桃核（へんとうかく）……明るく、朗らかに、生き生きと、勇ましく

⑤海馬（かいば）……許す許さないでなく、忘れてしまえ

⑥青斑核（せいはんかく）……怒らず怖れず悲しまず

⑦縫線核（ほうせんかく）……取越苦労は百害あって一利なし

五官がキャッチした情報（感覚刺激）は、脳内の適切な部位に送られ、その情報が認知された後、それぞれの役割・機能をはたしていくことになります。

その過程やシステム、脳の各部位の働きについてごく簡単にではありますが、天風先生の言葉とともにご紹介していきます。

①情報の守衛所「RAS」（脳幹・網様体賦活系）

五官が察知した情報は、脊髄そして、延髄にあるRAS（脳幹・網様体賦活系）を介し、視床下部ほか、脳の適切な部位へ情報が送られます。

網様体とは、脳に向かう神経の束なのですが、これはタダの束、単なる情報の通り道ではなく、大変重要な役割を担っています。

つまり、RASは、いわば**「情報の守衛所」**でもあるということ。

そしてこの守衛所が、「意識する情報」、「無視する情報」を脳に伝えるフィルターになっているということ。

簡潔に言ってしまえば、**例えば普段からネガティブな思考・発想をしていれば、前**

頭前野はネガティブなプログラムをＲＡＳに命令してしまうのですが、ＲＡＳはまた律儀にその指令を遂行し、ネガティブな情報ばかりを意識させ、ポジティブな情報は「無視する情報」としてふるいで振り落としてしまいます。

このネガティブなプログラムは、脳にとっても刺激的であるがゆえに、さらに強固なものとなり、増幅します。

「三つ子の魂百まで」といいますが、早いうちから、しつけ、環境、教育等々によって、ポジティブなプログラムが形成されやすい脳をつくっていくのが賢明です。

それには、多くの経験を積むことも大切です。もちろん、経験を積むといっても、ただ数だけこなして経験すればよいというものではありません。

経験のなかから、ポジティブな要素を集め、脳に送りこんでいくのです。

そのためには、**日頃から、五官を磨き、これを強化し、研ぎ澄ますことが必要です。常にこれを心がけ、不断の努力を行うことが望まれます。**

【天風先生の言葉1】

「経験を積むことだ」

「いずれにおいても恵まれた幸運にいい気になるのではなく、
自己研磨を怠っては絶対だめだ」

「世の中にはせっかく優秀な五官に恵まれていながら、それを十分に使い切れ
ない、せいぜい本能的な部分と感情の面だけにしか使っていない、
こういう気の毒な人が実に多い。もったいないことだよ。
これでは切れ味の鋭い刃物を持っていながら、
わざわざそれを自分で鈍くして使っているようなものだ」

②理性と知性の「大脳新皮質」と本能の「大脳辺縁系」、欲望の「視床下部」

大脳新皮質と大脳辺縁系は、非常に合理的に分業しながら、共同作業をしています。

一方の大脳新皮質は、ひと言でいうと**「理性と知性」**、かたや、大脳辺縁系のほうは**「本能」**——たとえて言えば、「ジキル（大脳新皮質）」と「ハイド（大脳辺縁系）」ともいえるでしょうか。

それぞれの働きを見てみましょう。

まず、後者の大脳辺縁系ですが、ここでは**「快と不快」**、**「闘争か逃走」**、**「好きか嫌いか」**、**「怒りと恐れ」**といった、人の基本的な心を司っています。

すべてのものを「快と不快」で処理しますが、そこには「善と悪」はありません。

そして大脳辺縁系は、**「常に自己本位」**。例えば、お腹がすいていれば、目の前にある食べ物を、たとえそれが他人のものであろうと仲間がいようと、おかまいなしに食べてしまいます。

そこで理性的に判断するのが、前者の大脳新皮質なのです。大脳辺縁系を抑えて、大脳新皮質が勝れば、どんなにお腹がすいていても「忍」の一字、人の食べ物に勝手に手を出すようなことはしません。「善悪」という判断基準が働くからです。

さて、大脳辺縁系はまた、**性欲・食欲の中枢**であり、**情動の心を営む場所**でもあります。

女性はきわめて現実的な大脳辺縁系の影響を強く受けるため、豊かな快感を受けとめます。

そして大脳辺縁系にある「視床下部」は、自律神経、ホルモン、免疫等のホメオスタシス（生体恒常機構）、いわば大地に根ざした生命を営んでいます。睡眠や覚醒のリズムをつくっているのも、この視床下部です。

これらの働きは、きわめてドライに営まれています。もしウェットな性格をもっていたら、そのときどきの気分や情動に左右されて、内臓やホルモン系、免疫系をズタズタにしてしまいます。

視床下部は、前群が「性中枢」、中群が「食中枢」、後群が「体温調節中枢」というように、それぞれが重要な中枢で構成されています。これら、視床下部の働きの主なものは、性欲や食欲など、人間を人間たらしめている欲求を作り出し、人間精神を根底から駆動する脳です。

「欲」は、「欲張り」「強欲」などの言葉に象徴されるようにどこかネガティブなものにとらえられがちです。また、視床下部は、性欲・食欲と関係するだけに、動物的というイメージをもたれがちです。

しかし、「欲」がなければ、本来、人間は生きていくことさえできません。種の保存、生命を脈々とつないでいくこともできません。

また「欲」は、「やる気」を鼓舞するうえでも、重要なものなのです。

「欲」とは煎じ詰めれば、生きていこうという力であり、生命力の表れで、人間にとって精神力の根源なのです。

問題は、この「欲」をどう使うか、です。

欲望を満たせば心が喜ぶにちがいない、幸せになれるはずだと、多くの人はそう思い込んで生きています。しかし、欲望はどんどん膨らみ、つきることがありません。生きるための本能だからです。

とどのつまり、大脳新皮質VS大脳辺縁系も、「時と場合」によっての使い分け、「バランス」の問題なのです。

このジキルとハイドのシーソーゲームを「リラックス」させるためには、「坐禅」がいいといわれています。そこまでいかなくても、気晴らしや心の憂さ晴らしは大切です。

そしてときに、大脳新皮質の働きを弱め、大脳辺縁系を開放してあげる必要があります。

人間にはふるさととしての自然が必要だからです。

自然は人類にとって欠くことのできない、母親のようなものです。そのふところに抱かれ、育まれながら、自然とのコミュニケーションをとることによって、偏りがちとなる大脳新皮質からの抑圧をゆるめてあげることです。

そうすることで、「やる気」も鍛えられます。

真に人間らしく生きるには、このようなバランス感覚がとても大切なのです。

【天風先生の言葉2】

「事業に成功するためには、自分が欲望から離れ、自分の目的とするものとは何かを考え、その通り実行することである」

「人間はどんなことがあっても欲望を捨てることはできない」

「よく考えてみろ。おまえの目標というのは、実は自分の欲望だけじゃあないのかい。それじゃあうまくいくわけはないよ」

「人間、生きているうちは死んじゃいない。死んでいない以上は生きている。それなら、生きているうちはしっかり生きることを考えろよ」

「自分の欲望を抑えることが苦痛だという人がいるだろう。なるほどはじめはいくらかつらいかもしれない。それを少し我慢すると、たいしてつらいことではなくなるよ。

不思議に自分の心が、これがほんとうに俺の心かな、と思われるくらい自然にスルスルッとそうなる。

わかるかい。人から親切にされると嬉しいが、人に親切にするほうがそれよりも何倍も嬉しいだろう」


「人の喜びをわが心の喜びとすること。そうすれば自分の心は常に正しく美しく尊い。そういう心で暮らせば、健康を保つことができ、仕事も必ずスムーズに運ぶのだ」

③表情・態度の脳「大脳基底核」

大脳基底核は、運動を微調整する脳です。

本来Ａ系列のＡ9神経、Ａ8神経が進むところですが、快感神経Ａ10神経もそこをちょこっとうかがっています。

「大脳基底核」は、感情の運動面として表情・態度を生じるところなのですが、Ａ10神経がそこに入っているために、快適な表情や態度が表出できるのです。

天風先生が「嘘でもいいから笑ってごらん」と言われたのは、こんなところからです。

また、態度の脳「尾状核（びじょうかく）」と臭いを感じる脳「嗅結節（きゅうけつせつ）」と、直観の脳「線条核（せんじょうかく）」ともつながっています。

臭いは快・不快に直接関係しています。良い香りで気持ち良くなるのは、Ａ10神経のお陰です。

【天風先生の言葉３】

「朝起きたときには鏡を見て、まずにっこりと笑ってみろよ。そして心に、
今日一日、この笑顔を絶対に崩すまい、と自らに誓ってみることだ」

「明るくさっぱりとして、ハキハキと元気よく」

「嘘でもいいから笑ってみな」

「感謝を先にし、喜びで迎えれば、世界は黄金の花園になる。
感謝をするところには歓喜が漲（みなぎ）り、面白さの連続となる」

「もっと笑おう。笑いはわれら人間にのみ与えられた特殊な作用だ。ヘソが茶を沸かすというのは、ヘソが動くにつれてヘソを中心として背中へ通じている腹筋が動くことだ。笑うと腹筋が伸縮し、脳髄に良好な再反射を誘致して全神経系統の興奮を鎮静する」

「おまえのすることがうまくいかないわけがわかるかい。おまえは能力もある。仕事も熱心だったが、おまえには足りないものがある。それは感謝だよ。いいか、あのライバルに負けたくないと思ったら、彼の何倍もの感謝をすることだよ」

④好き嫌いの脳「扁桃核（へんとうかく）」（扁桃体）

扁桃核（扁桃体）は、側頭葉内側の奥に左右二対あり、古くから**「攻撃性を生じる脳」**といわれています。最近では「好き嫌い」を選択し、本能的な「認知能力」を発揮する根底の脳として注目されています。

扁桃核はまさしく〝小型の視床下部〟といえる脳で、視床下部と相互に関係し、しかも、上部から視床下部をコントロールしています。

さらに、扁桃核は海馬とともに、**記憶や感情**にも深い関係をもっています。

また、扁桃核は男性ホルモンの受容体が多いのですが、刺激を受けると、男性の場合は右側の扁桃核が主に働き、女性の場合は左側の扁桃核が働きます。

この違いは感情的なできごとがあった場合、顕著です。男性は、ものごとの「概略」を記憶し、女性は、その「詳細」を覚えている——夫婦ゲンカのとき、「あのとき、ああだったでしょう！」の妻のひとことで夫が負けてしまうのには、こんな理由があったのです。

【天風先生の言葉4】

「人生を有意義で実りあるものとするには、だれにでも、〝明るく、朗らかに、生き生きと、勇ましい〟態度で接することである。たとえ嫌いな相手でも、快活に対応すれば自他ともに積極的で成功に満ちた人生が切り開かれる」

「そうすることで相手は喜んでくれるかい」

「その仕事がどうしてもいやなら自分で考えて他の仕事に変わってもいいよ。ただし、どんな仕事でも、それによって人のために役に立つことを忘れてはいけない。だが、ある仕事がつらいからと言って逃げ出すのであれば、その人は他の仕事でもうまくいかないことが多いのだよ」

⑤記憶の脳「海馬（かいば）」、記憶・学習・言語の脳「側頭葉（そくとうよう）」

「海馬」は、いわば**記憶の貯蔵庫**です。海馬は、その外周にある記憶・学習・言語の脳「側頭葉」とともに、記憶・学習の担い手で、使えば使うほど大きくなります。

また、長く続くストレスによって、ダメージを受けてしまうことでも有名です。

さらに最近では、海馬は、感情機能にも影響されていると考えられています。

海馬は大脳辺縁系の一部で、左右二対で存在しており、女性は右側のほうが大きいことも特徴のひとつです。海馬は女性ホルモンの受け止める受容体が多く、女性がエストロゲンを多く分泌する排卵前には、神経細胞突起は五割増しになるともいわれます。古いことまでこと細かに覚えているという女性の能力の秘密が、ここにあります。

また、海馬の働きは、海馬の前方と後方で異なる考え方が有力で、海馬の前方は感情との関連が深く、後方は空間記憶や認知機能との関連が深いと考えられています。

いずれにしても、**海馬の働きを高めることは、「記憶」だけでなく「感情」にも好影響を及ぼすといえます。**

【天風先生の言葉5】

「許す許さないでなく、忘れてしまえ」

「理想の整理が自然に巧妙になされることによって、連想力が正確になり、記憶力もすこぶるよくなる。それは事物の一切を心に深刻に印象づけて、細大漏らさず記憶の倉庫に入れてしまうからだ」

「いやなことがあっても、それを溜めてはいけない。サッといなして敵をやり過ごしてしまえ」

「何人も他人に反省を強要する権利はない」

「反省ということは、自分自身につつましやかになすべきものである」

⑥怒り・怖れ・悲しみの脳「青斑核」

「青斑核」は、不安、恐怖の源です。

青斑核ノルアドレナリン系の役割は、様々な感覚情報を脳内で統合し処理することです。とりわけ、私たちが生存するために必要な感覚情報を取捨選択する回路です。ひとたび、生存にとって有害で危険な情報を察知すると、警報を発するシステムなのです。

指をナイフで切ったときの反応を思い浮かべてみてください。

「あっ、痛い」と、とっさにもう片方の手で指を押さえますが、指の先からは真っ赤な血が吹き出てきます。指はズキンズキン、胸はドキドキ、顔面には冷汗、全身に鳥肌が立ってきて、目は点に……。

こんな情報は一五〇ミリ／秒という速さで、全脳そして全身に駆け巡るのです。ひと言でいってしまえば、上記の諸症状も、全脳と全身の自律神経過緊張症状です。脳にとって想定外のものには、それが小さい刺激か大きな刺激かなど関係なく、伝達されてしまうのです。

「青斑核は、不安・恐怖を起こす中心的な部位である」と知っていれば、「今、青斑核が興奮しているのね」と学習している大脳新皮質、側頭葉、海馬が、興奮をしずめてくれます。

一方で、これまでに経験したことがない、学習したことがないことに対しては、「パニック」になってしまいます。パニック障害には、「自律神経発作」、「予期不安」、「恐怖症・回避行動」がありますが、そこまでひどくなくても、「想定外」のできごと、しかもマイナスのできごとには、大なり小なりのパニック状態が引き起こされるものです。

「青斑核」が警報を発すると、まず注意力が高まり、恐れがやってきて、「闘争か逃走か」といった緊急事態に対応する態勢をすばやく整えます。

さらに、青斑核のノルアドレナリン性神経細胞の興奮は迷走神経に働いて、排尿、排便を促し、消化性潰瘍をつくり、脈を速くします。

徳川家康が三方ヶ原の戦いで武田軍に惨敗し、退却・逃走中に騎上で思わず粗相(そそう)してしまった有名なエピソードがありますね。家康は、このときの姿を生涯忘れないために自画像を描かせ、枕元にかざっていたそうです。

また、視床下部に達した青斑核神経細胞の興奮は、脈を速くし、血圧を上げ、汗を吹き出させ、毛を逆立て、瞳を開かせます。


また、炭酸ガスを感じる部位が過敏に反応し、窒息の警報を出し、ますます不安に恐怖がフル回転し、予期不安回路を駆け巡り、脳内にも身体にも様々な症状が、次から次へとまるで津波のように襲ってくるのです。

パニック発作、激しい恐怖感、発作時に認知された行動や周囲の状況の三つが、脳の中で、一つに統合された情報として学習され、イメージが固定され、すみつくことになります。これによって、二次感情（裏感情）が増幅されるのです。これは人によって、二倍かもしれないし、一〇〇万倍かもしれません。

この二次感情（裏感情）とは、一次感情から呼び起こされた感情です。

怒りをはじめ、自尊心、恥、誇り、傲慢、困惑、罪、嫉妬等々、人間が後天的に、生まれ育ちや、しつけ、環境、教育、人間関係等々のいろいろな要因から身につけた感情です。

「怒り」の感情のほとんどは二次感情です。

天風先生は、このような感情は「忘れろ！」と言われます。

例えば、歩いているときに突然、あなたにボールが飛んできたとします。まずは反射的によけるでしょう。そうして「ああ、怖かった」という恐れの感情の後には、「バカヤロー！」と怒りの感情が噴出してきますね。

このプロセスは、こうです。

自分脳にとって不快なものに対して、「青斑核」はまず、闘争か逃走かを考えます。過去の記憶、過去の学習等々、潜在意識はすべて覚えていて、その記憶から闘争か逃走かが判断されます。

そうして、一次的な「怖れ」は、過去の経験からできあがっている「驚きと怖れのプログラミング」によって、さらに増大し、やがて「怒り」などの二次感情がふつふつと湧き上がってきます。

この二次感情が大きくなればなるほど、強くなればなるほど――前記の例の場合は怒りが大きくなればなるほど、想定外の自分にいらだち、さらにいらだっている自分に怒り、ますます怒りのスパイラルに入っていきます。最初の怒りが、相手ではなく自分に向けられて、何をどう怒っているのかわからなくなってしまうこともあるのです。

「自分脳」は、弱い自分をみせないように強い感情をみせて、自分を守ろうとする。その強い感情が、「怒り」なのです。

【天風先生の言葉6】

「常に自己の心的態度を厳かに監視せよ」

「悩みや悲しみを溜めてはいけない。恐れず、怒らず、悲しまず。勇気と信念をもってまっすぐ前を向いて進むことだ」

「身に病があろうとも、運命に非なるものがあろうと、怒らず、怖れず、悲しまず、断然逆境を乗り越えていこうとする力強い態度が、最終的には積極的人生を築く一番の根本である」

「腹を立てて得したことがあるかい。過去から、どんな場合でも、腹を立てて得したやつはいない。いかなる理由があろうと、怒るな」

「腹の立つことがあっても、次の瞬間に心から外してしまえばいい。おまえはだれに頼まれたわけでもないのに、いやなものをどうしていつまでも握っているんだ」

「人生には侵すべからざるコンペンセーション（代償）という法則がある。自分ではアクシデント（事故）だと思っていることでも、実はすべて自分が蒔いた種から出て来た芽なのだ」

⑦調和・中庸の脳「縫線核（ほうせんかく）」

「縫線核」は、中脳と延髄の間にある小さな脳で、神経伝達物質は「セロトニン」です。全脳的に分布していますが、特に注目すべき特徴は、青斑核に直接神経線維を送り、ノルアドレナリンの活性を抑制していることです。

また、大脳辺縁系にも直接神経線維を送り、**不安・恐怖といった情動のコントロール**にも参加しています。

ノルアドレナリンの出し入れは「再吸収ポンプ」が行っています。経済活動にたとえれば、製品の在庫が増えたときに生産をおさえて出荷を制限する、いわゆる生産調整にあたります。

縫線核の周囲には、歩行、咀嚼、呼吸などのリズム運動を形成する中枢が配備されています。

このセロトニンがしっかり働いていれば、不安にもならず、舞い上がりもせずに平常心で生活ができます。縫線核が「中庸の脳」と呼ばれる所以です。

【天風先生の言葉7】

「墨汁で黒くなったコップの水も、水道の蛇口のところに置いて、ポタリポタリと水を落とせば、一晩のうちにきれいな水になっているよ」

「思うようにいかないとき、まずその解決手段を考えるのでなく、まずどうして失望、落胆しているのかその気持ちの方を顧みなさい」

「どんな場合にも、もし悩みがあるとすれば、その悩みはほとんどが取越苦労、あるいは消極的な考え方のいずれかである」

「生きがいのある人生を生きようと欲するならば、何より、一番戒めなければならないのは心配や悲観である」

「おかしくも何ともないとき、うそでもいいから笑ってごらんなさいよ。その顔を、一日中忘れないことだ」

「心の中に消極的な観念が発生したら、即座に『光の前に闇はない』という言葉を想起せよ。そんな観念は通り魔のようなものだ。こんなものを相手にして、光り輝くように磨き上げたものの（心）を暫時の間といえども曇らせたり汚したりすることはおよそ馬鹿げたことではないか」

⑧やる気の脳「側坐核（そくざかく）」

やる気の脳「側坐核」は、大脳辺縁系と大脳新皮質をつなぐパイプ役（インターフェイス）になっています。

会社組織で考えてみれば大脳新皮質はＣＥＯであり、側坐核は、島耕作のような猛烈課長です。でも残念ながら万年課長です。

大脳辺縁系で生まれた感情という情報を、側坐核が、思考、判断、決断など高度な精神を司る大脳新皮質に伝えることで、具体的な行動を促します。

人間の行動力の源泉といわれます。

行動力の脳「中隔核」は、側坐核と互いに密接な関係があるらしいことがわかっています。

【天風先生の言葉8】

「人生の勝利者たらんとする者はすべからく元気一杯、
勇気を持って押し切るのだ」

「常に積極的な態度で、一切の事物事象に対応することを心がけるべし」

「人間は、自分が思っている以上に力があるものだ。
だから勝手に自分に自分の限界を決めなさんな」

「積極とは心をいつも清く、尊く、強く、正しく、
そして明るく朗らかも持つことである」

「絶対に消極的な言葉を使わないことだ。『駄目だ』『つらい』『困る』というような言葉を使っていると心はいよいよ消極的になり、すべてがうまくいかなくなる」

「積極的な精神をつくるためには、自分の良心に反するような言葉や行動を一切捨てることだよ」

「人間は、忍耐忍苦よりも、自己の命に喜びを味わわせることに生きがいがあるのだ」

「この世は、苦しいものでも悩むべきものでもない。この世は、本質的に楽しい、嬉しい、そして調和した美しい花園の世界である」

⑨意志・創造の脳「前頭連合野（前頭前野）」

「前頭連合野（前頭前野）」は、前頭葉の大部分を占めている、思考や創造を司る部位です。人間だけが特別に発達している、ある意味、万物の霊長としての人間脳ともいえるでしょう。

脳全体の働きの調整を行う「脳の司令塔」であり、また、創造、発明、作業記憶、学習、コミュニケーション、自制力などの源泉となっています。

また、一つのことに打ち込む集中力の発揮も前頭連合野のなせる業なら、複数のことを同時にこなせるのも、同じ前頭連合野の働きによるものです。

また、特に何かを初めて体験するときにはこの部位がフル稼働しますが、その体験に慣れてきたり習慣化したりしたときには別の部位にバトンタッチされます。

人間の脳の発達段階においては、最も遅く成熟し、最も早く老化するといわれています。昨今さかんにいわれている「**脳トレ」も、この前頭連合野を鍛えることにあります。**

【天風先生の言葉9】

「いのちとは、現象界に現実に活動している状態を指していうのだ」

「理想は人生を継続するものだ」

「人間というものは、多くの人々の思っているよりも、遥かに尊いもの、遥かに崇高なものだ」

「人間のあり方と人間社会の進化と向上を現実化することに貢献するという、厳粛な使命を持ってこの世に生まれて来たのだ」

「こうなりたい、ああなりたいという理想を常に心にはっきりと
描き続けると、それが確固たる信念となり、理想が実現する。
理想は人間を偉大にも、また価値なくもする。だから、心に犬小屋みたいな
小さな夢を描くのではなく、もっと皆の幸せという高貴で広壮なものを描く。
これが人の理想というものである」

「成功とは、絶えまない創造への活動がもたらす自然の結果である。
人生は絶えず発展、向上しなくてはならない。更なる成功のために
あらたなる理想を掲げ、さあ飛躍しよう」

第三章

心と体が喜ぶ「天風式健康法」

生命力を高め、活用する

天風先生の説く「理想の人生」とは、生命力を活気づけ、

●強く――日々の人生がどんな場合であっても強いこと
●長く――できるだけ長生きをしていること
●広く――できるだけ人生を広く生きること
●深く――人生の深さをより深くすること

という四条件を満たして生きることです。

人生の基本は、強く、長くありたいもの。日々を元気で力強く生き、そして長寿であることが基本です。この逆が、短命で、煩わしき人生です。しかし、半生を病床で送るというような人生を生きる人も、短命の人も、痛みや苦痛で生きる人も、人生を転換することができるのです。

人は本来、強く、長く生きることができるようになっているのです。

しかし強く、長くというだけでは、人生はその妙味に欠けます。人生を味わい深く生き、建設的に生きようとするとき、広く深い見識なり、体験が不可欠です。そうでなければ、この世で何事かを創造していくことはできません。世の進化と向上のために貢献していくには、広く、深く生きることが求められるのです。

そのためには、生命力を高めることです。

生命力とは、体力、胆力、判断力、断行力、精力、能力の六つから成ります。

この六つの力をどんどん高めていけば、完全な健康が得られ、完全な運命をわがものにすることができるのです。病にも、運命にも、あらゆるすべてのものに打ち克つことができるのです。

天風先生は言います。

「俺がもっとも求めていたものこそ、人もまた求めるところであろう」

人が理想の人生（強く、長く、広く、深く）を生きる方法論として、天風先生は自信をもって「心身統一法」を提案されたのです。

また天風先生は、生命力を高め、活用するための、次のような二大原則を見出しています。

●**生存原則**（生命力を把持する原則）

生命力を高め、保持するにはどうしたらいいのかという原則。人が生命力に満ちあふれるのは、心も体も積極的であるとき。逆に消極的になるとき、生命力は萎縮し、弱くなってしまう。

●**生活原則**（生命力を活用する原則）

把持した生命力を、どう使えばいいのかという原則。これには、自己の持つ可能性を十分に発揮し、効率よく使うこと。

また、生命には、「**精神生命**（**心**）」と「**肉体生命**（**体**）」の二つの側面があります。

これらのことによって一〇四頁の図表のように四つの区分ができます。

この区分を天風先生は次のように名づけられています。

①**積極的把持**――心の生命力を高めること
②**精神統一**――心の生命力を十分に発揮し、効率的に使うこと
③**自然法則順従**――体の生命力を高める
④**訓練的積極化**――体の生命力を十分に発揮し、効率的に使うこと

以上を統一的に行うことが、人生で成功と喜びを獲得する秘訣なのです。

また、天風先生が教える具体論を挙げておきましょう。

〈積極的把握・精神統一の心の方面〉

1観念要素の更改法――潜在意識の中の観念要素を「マイナス」から「プラス」に入れ替える方法
2積極精神養成法――入れ替えた「プラス」の観念要素を集中させて、いついかなるときも積極的な対応ができるようにする方法
3クンバハカ――神聖なる体勢をとり、生命に気を充満させる方法

		心身統一の原則	
		生存原則	生活原則
生命	心	①積極的把持 精神生命の把持	②精神統一 精神生命の把持
	体	肉体生命の把持 ③自然法則順従	肉体生命の活用 ④訓練的積極化

生命には二つの側面がある。

「精神生命（心）」

「肉体生命（体）」

である。

上の図表のように四つの区分ができる。

①積極的把持 …… 心の生命力を高めること

②精神統一 …… 心の生命力を十分に発揮し、効率的に使うこと

③自然法則順従 …… 体の生命力を高める

④訓練的積極化 …… 体の生命力を十分に発揮し、効率的に使うこと

「心の力」と「体の力」が統一され初めて健康になれる

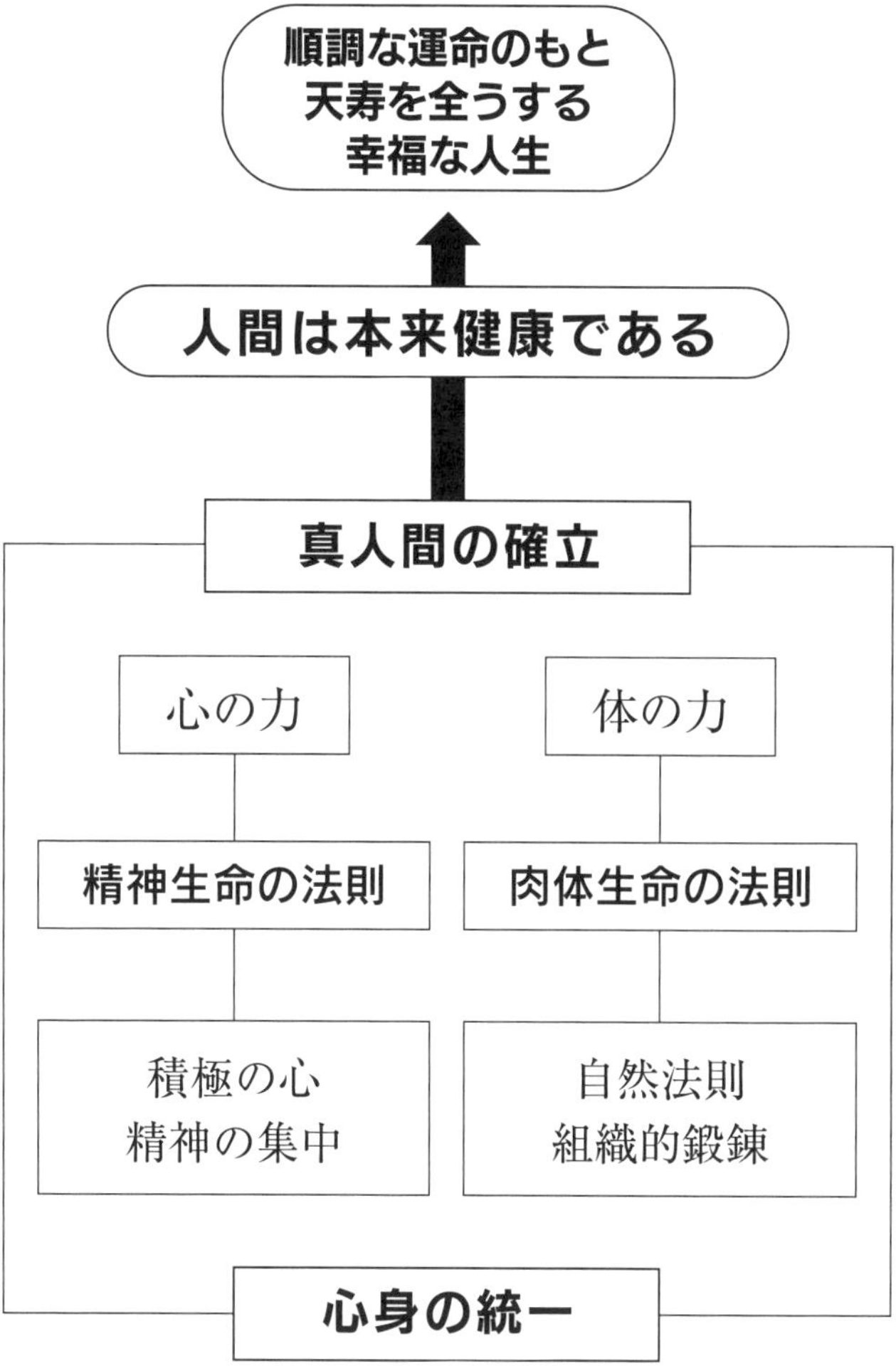

4安定打坐法――特殊な瞑想法で「雑念→一念→無念」にたやすく達し、高いレベルの境地に入る方法

5天風式活力呼吸法――宇宙エネルギーから、肉体の活生化だけでなく精神方面まで力を供給していく方法

以下、これらの具体的方法をご紹介していきます。

消極的な観念を積極的なものと取り替える

①本来の力を発揮するためには

人間の心の中にはいろいろな「観念」があります。ここでいう観念とは、自分が正しいと思っている考え方、見解、意見のことです。

そのもとになっているのが「要素」です。

例えば、「Aという行動は立派だ」、Bという考え方はすぐれている、「Cという発言は妥当だ」、「Dという人は信頼できる」、というような見解、意見を人はそれぞれ持っていますが、これがその人の「観念要素」となっているわけです。

これは、その人の生まれ、性格、環境、しつけ、勉強、趣味などによってまちまちですが、理想はこれら観念要素のすべてが積極的になっていることです。

一方で、それがすべて消極的になっていると、どうなるでしょうか。

前の例で言えば、「Aは卑劣だ」、「Bは劣っている」、「Cは異常だ」、「Dは悪人だ」、というような否定的な材料ばかりが詰め込まれていると、新しい事柄を判断するときにも、これらの材料をもとにするために、結果はすべて消極的になってしまうのです。

もっと消極的な例としては、「あれはいやだ」、「これは嫌いだ」、「そんなことは意地でも認めない」などというものから、「人をだまして自分だけが儲けたほうがいい」、「あいつを陥れればオレがトクをする」、「正直なヤツはバカだ」……等々、そんな「観念要素」で心の中がいっぱいになっていたらどうなるでしょうか。

考えるだけで恐ろしくなってしまいますね。

自分の心があらゆる事柄に対して消極的な方向にだけ向けられれば、神経系統の働きも鈍くなるので、健康でいられなくなってしまうのです。もちろん仕事もうまくいくはずがありません。

このような状態から脱却して心身を統一し、本来の力を発揮するには、消極的にこり固まっている「観念要素」を一度全部拭い去って、新しく積極的なものと取り替えることが必要なのです。

②たまった汚れを落とすための大掃除の方法

「人間の心の表面には実在意識があり、深いところには潜在意識がある。この中に観念要素というものが入っていて、これが働くことによって潜在意識が動かされ、それが実在意識に及んでいく」

と、天風先生は言われています。

潜在意識の内に消極的な観念要素がいっぱい詰まっていたなら、人生に対する考え方がそのまま消極的になってしまいます。

これを取り除いて、代わりに積極的な観念要素を導入する。そうすれば人生が明るく楽しいものに見えてきます。これが、「観念要素の更改」です。

心の奥底に邪魔なものが溜まっていれば、当然風通しが悪くなります。

本来鋭敏でなければならない神経系統の生活機能が狂わされて、その働きが鈍ってくる。こうなると意志の力も働かなくなります。この邪魔ものは、人間の血液にたとえれば、長年かかって蓄積された中性脂肪かコレステロールのようなものです。

これを速やかに取り除き、たまった汚れを落とすこと。そうとわかった以上、即刻、心の奥座敷の大掃除にかからなければなりません。

「消極的」であることが「弱気」を意味することも多いのですが、そうなると、結果的にはどんなことが起こるでしょうか。

例えば、悲観的な観測が多くなって、絶好の機会をみすみす逃がしてしまう。ビジネスでは、財務内容や経営指数ばかりが気になって、営業姿勢が専守防衛に傾いてしまうなどなど。

このように、石橋を叩いて何もしない、あるいは守ってばかりでは、何事も達成できず、戦いに勝つこともできません。

こんな弱気の虫が巣をつくるのも、消極的な観念要素によるところが大きいのです。これが高じるとさらに、スポーツマンとしてすべきでないことをしようとする、ビジネスマンとしてすべきではないことをしようという姿勢になってしまいます。ときに、法律で禁止されている不正行為や道義的に慎まなければならない不徳な行為に走ったり、あるいは得意先や自分の仲間を裏切ったりして、それが良くないことだという判断すらできない状態になってしまうこともあります。

もしこんな兆候が見えたら、即刻改革しなければなりません。コレステロールがやがて血管を塞いでしまう前に――。

「清く明るく美しくありたい」という自然の法則に背くことをしていれば、いいこ

とがあるはずがないのです。

普通、後ろめたいことがあれば、良心に責められて健康を損ねるものですが、最近ではいいかげんな理屈がまかり通って、不正であることがまるで正義であるかのようにねじ曲げられることが、正々堂々、大手をふってまかり通っているように私には見えます。

そういうものに惑わされ始めると、自分が不正に傾いていることすらわからなくなるのです。あるいは、それを最大限利用してあえてわかろうとしない、あるいはわからないふりをするというずるい人も出てきます。

そのために、後ろめたさがあいまいになっていることも多分にあります。それをいいことにして自分をごまかしていると、あるとき不意に大きな打撃を受けることになります。

考え方が消極的になっていると、仕事の上での平衡感覚も失われていきます。自分にとって有利な情勢であっても、それを曲解して、「目先はいいように見えているが、本当は悪くなることの前兆だ」「これはオレを安心させ、油断させている陰謀かもしれない」などといった疑心暗鬼に陥っていくこともあります。

そうして、情緒が不安定になって、ささいなことにも腹を立ててしまうのです。普通の人であれば気にもとめないことを、ピリピリと感じて周りに当たり散らします。周りはたまったものではないですね。

その反面、こういう人は、自分よりも力が強い人や、頭がいいと信じている人の言葉だけは何もかも信じ込んでしまう傾向にあります。

と、こうなってしまったら、前途は真っ暗闇です。

ほこりが溜まれば風通しが悪くなり、水あかがたまれば水の流れが悪くなる。ですから、ときにはフィルターを外して、汚れをきれいさっぱり除いてやらなければなりません。

そこで一度、大掃除をしてみましょう。大掃除が無理なら、中掃除だけでも実行したほうがよいでしょう。

「掃除なんか面倒くさい」という方は、本当は、そんな掃除をする必要がないよう、清く明るく美しく、尊くという自然の法則に常に従って生きるほかはないのですが……。

ではその大掃除ないし中掃除……このあたりで、観念要素の更改法のしかたを具体的にご紹介しましょう。潜在意識に蓄積されている「観念要素」を、消極的から積極的要素へと取り替える方法ですが、次のような方法が挙げられます。

(1)自己暗示法……自分から行う暗示

●連想暗示法　●命令暗示法　●断定暗示法

(2)他面暗示法……環境から入ってくる暗示

●積極的暗示の摂取　●積極的人間との交際　●積極的集団との交際

自分から行う暗示（自己暗示）も、環境から入ってくる暗示（他面暗示）も、積極的にしようとすることが肝要です。

積極的な暗示を続けると、次のような仕組みで積極的観念へと更改されていきます。

①「消極的観念要素」の押し出し効果

積極的な要素を潜在意識に注入することで、消極的な要素が清浄化され、そのぶんだけ積極的な分量が増えます。〝積極的〟が〝消極的〟を押し出していくのです。

②休眠中の「積極的観念要素」の活性化効果

積極的な暗示をかけると、これまで潜在意識に蓄積されながら眠っていた「積極的観念要素」が刺激され、活性化されて働き出します。しかも新しく注入された積極的要素との相乗効果が生まれます。

③すでに蓄積されている「消極的観念要素」の不活性化効果

これまで潜在意識に蓄積されていた「消極的観念要素」が積極的な暗示によって刺激を受けなくなり、除々に不活性化していきます。そして休眠状態へと衰えていくのです。

〈1〉自己暗示法

①連想暗示法

意識的に積極的思考をつくり、それを心の中で連想していくことによって観念要素の更改をはかる方法です。

明るく、勇ましく、微笑ましいことだけを心に連想させます。たとえ、どんなに悲しいことや、腹の立つことがあっても、いっさい気にかけず、積極的なことだけを連想する。

寝がけの連想は特に大切です。

「睡眠は神人冥合のとき（人間の生命に自然の力が結合するとき）」

と天風先生は言っています。

眠っているときには、生活の活力の受容量が増します。活力を完全に吸収するためにも、この暗示法で安らかに眠るようにします。

【やり方】

●毎夜、寝がけに行う。「一日の疲労をとり、休養するために睡眠をとるのだから、肉体だけでなく、精神にも安らぎを与えよう」という気持ちで心に楽しいことを連想する

●一日の中で、適当なときに瞑想して行う。今の状態がどうあろうと、それにかかわらず、積極的なことを連想する

●明日どうしても気になることがあれば、それを明るく、積極的なものとして連想する

●どうにもこうにもならない状態のときに、明るく考えられないときには、楽しい思い出の写真、家族の写真、愛犬の写真や、携帯電話の着受画面でも、そっと見て明るい連想をしてみる。活力を取り戻すことができる

②命令暗示法

命令的言語で潜在意識に働きかける暗示の方法。

寝がけに行うのが、もっとも効果的。「必ず達成させるぞ」という不動の信念でやれば、観念要素を積極的にすることができます。

目標をイメージ化し、熱心に思いつづけることが大切です。

【やり方】

- **寝がけに自分の顔を鏡に映す**（鏡は小さいものでよい）
- **眉間に意識を集中する**
- **鏡の顔に向かい、二人称で呼びかける**（「おまえは」「あなたは」と）
- **いちばん自分が望んでいる念願を一つだけ選ぶ**

例：「おまえは、病を気にしなくなる」

ちなみに、「病が治る」というのは、かえって病気を気にしているために効果が少ないのです。「病というものがあっても、病気というものはない」という天風先生の言葉が思い出されます。

- **これを命令する。真剣に、ただ一度、小声で**
- **実現するまで継続して行う**

③断定暗示法

これは命令暗示法と併用して行います。寝がけに命令暗示法で行ったことを、翌朝目が覚めたら、断定的口調で暗示する方法です。

例えば、前夜に「おまえは病を気にしなくなる」と命令したら、目覚めたときには「今日は病を気にしない」と断定します。そのとき、自分の状況がどうであろうと、自分の耳に聞こえるようにはっきりと断言しましょう。

「自分の発した言葉の方向に運命は進む」の法則のとおり、潜在意識から実在意識へ働きかけるのです。

【やり方】

●朝、目覚めたら、前夜与えた「命令暗示法」の断定をはっきりと確信を持って行う

●一日中、何回でも行ったほうが効果的

自己暗示法は以上の三つです。

自己暗示は、自分で自分に行うものだから、他人の意思でコントロールされないので安心です。

人間はリラックスすると、脳のアルファ波が増大します。アルファ波が出ると暗示感受性が強くなります。

一日で最もリラックスするアルファ波が出るのは、これから寝るというときです。天風先生は、このときを利用するようにすすめられたのです。

どうせ寝るなら、楽しく微笑ましいことだけを考え、連想する習慣を持つことです。良い習慣づけは、第二の天性になります。一方で嫌なことは、明日になって考えればいいのです。

何より、消極的な感情に自分を陥れないことです。パチンと心のスイッチを切り替えて、眠りに入るまでを安息に、尊く、過ごすことです。すると、寝ている間に心の暗示作用が働いて、いつの間にか潜在意識にある観念要素が、積極的に強化されていくのです。潜在意識のなせるわざなのです。

これが習慣づけられれば、知らず知らずの間に、日常の自分が積極的になっているのを発見することになります。これは、今夜からでも実行できます。

暗示は潜勢力を引き出し、それを伸ばす非常にいい方法です。しかもこれは、肉体的な力や一過性の力を引き出すだけではありません。能力その他の生命力を、必要なときにいつでも使えるように引き出してくれるのです。

「その問題に対しては一晩考えてみるよ」と眠りにつき、翌朝、いとも簡単に、その問題が解決されていたという経験が、皆さんにもあるのではないでしょうか。

これが、「潜在意識」のなせる業なのです。

〈2〉他面暗示法

①積極的暗示の摂取

他面暗示法は、明るく、楽しく、微笑ましい暗示を大いに摂取し、このような人や集団と交際することです。

ところが現代は、複雑で情報過多な時代、不要なものも多くある、というより氾濫しています。

天風先生は、マスコミ社会の世相のなかでは、マイナス暗示が多くなることを嘆いて、このように言われていました。

「常に自分の心の中を特別に手入れしない限りは、潜在意識の中がもう始末におえないほど消極的観念で充満してしまうんだよ。マスコミという世の中の世相から受ける影響がありますからね」

と。

ちなみにアメリカのアンドリュー・ワイル博士は、**「ニュース断食」**をすすめています。

こんな情報過多のなかにあっては、何が正しいのか、何がまちがいなのかわかりづらくなってしまいます。

ここで大切なことは、「人間は、想像以上に暗示にかかりやすくできている」ということを忘れないでください。テレビコマーシャル効果のように、暗示とは意識してかけようと思わなくても、かかってしまうものなのです。

物が食べたくなるとか、飲み物がほしくなるという他愛もないものなら、それはことさら問題にはなりません。しかし「朱に交われば赤くなる」ということわざがあるように、人間はプラスよりもマイナスのイメージに影響されやすいから問題なのです。イメージは、悪の感化はあっても善は少ないのです。マイナスのエネルギーのほうが、影響力が数段強いのです。

天風先生は、言葉づかいに非常に注意を払うように言われていました。

特に「できません」「ダメです」はいけません。

「お前ねえ、できませんと言ってしまったらお終いだよ」

と、たしなめられます。

確かに、「できません」と言ってしまうと、その瞬間に自分の限界をつくり、できることもできなくなってしまいます。マイナスの自己暗示は、断固拒否しなければなりません。

暗示は、人間に対して無条件に働きかけてきます。そして人間の心は、それらの暗示に対して素直に感化し、同化するようにできています。それゆえ、消極的な暗示に接するとその心は消極的になり、積極的な暗示に接すると積極的になれるのです。

一方で、人間は、これほど暗示にかかりやすいため、その影響で思いがけない力を発揮することができます。

私は高校時代にサッカーチームに所属していましたが、当時の恩師、小出監督は、暗示のスペシャリストでした。たかだか一三名のサッカー部員しかいないチームを、県大会二位二回、三位一回へ導いてくれました。「感謝、感謝」です。

オリンピックのマラソンの金メダリストも、あのような〝そそのかし〟で、育てあげられたのでしょう。

自信がさらに自信を増大させ、力をつけていくのです。

この暗示効果を、精神開発、能力、潜勢力の開発に大いに利用すべきでしょう。

②積極的人間・集団との交際

「類は友をもって集まる」といいます。確かに、人は類をもって集まるものです。

サークルでも、会社でも、積極的に仕事をする人、与えられた仕事だけをこなす人、それさえ満足にできない人の三種類がいます。よく観察すると、それぞれがグループになっていることがわかります。

このような集団のなかでは、「悪貨は良貨を駆逐する」と言われるように、マイナスに傾きやすいものです。

愚痴、不平不満の多い人の集まりなどを見ると、それがよくわかるはずです。間違ってそういう人たちと交わると、積極的に生きている人でも消極的な人間になってしまいます。こういう人とはできる限り遠ざかり、積極的な人と交わるようにすることです。それだけで、あなたの運は違うものになるのです。

天風先生は、明るく朗らかに、生き生きとした勇気をもって爽やかに生きるということを強調されます。

それはまず、自分の生命のエネルギーが輝くからです。同時にそれは、相手を明るくし、無用な摩擦を防ぐことになり、さらに味方をつくることになるからです。その積み重ねは、年月を経るほど貴重なものになります。

自分の実在意識に働きかけ、プラスの思考回路をつくる

「積極精神養成法」は、自分の能力を十分に発揮するための機能、つまり感応性能を積極的にする方法です。実在意識を対象にした方法論です。

いついかなるときでも積極的な対応ができるように、自分の実在意識に働きかけ、プラスの思考回路づくりを行うのです。プラスの思考回路ができてしまえば、運命は開けるのです。

そのためにはまず、「できる」「やれる」という肯定的な発想からスタートしなければ成功はありえません。このような積極的、肯定的な人間になるための具体論を、以下にご紹介しましょう。

①内省検討

現在の自分の思っていることや考えていることが積極的・肯定的なのか、消極的・否定的なのかを、常に客観的（第三者的）に判断し、積極的・肯定的なものを取り入れ、消極的・否定的なものを追い出すことです。

「人間の生命には、生まれながら与えられたる天賦の積極的精神というものがある。生まれながら与えられているのだから、この与えられたものを発現できないはずはないんだという敢然たる信念を、我とわが心に持つことである」

と、天風先生は言っています。

先生は、今現在、自分が積極的・肯定的なことを思っているのか否かを、客観的に自己評価することをすすめています。

評価を下す主な基準として、天風先生は次のような一〇種類の消極的感情を並べています。

（a）怒ること（b）悲しむこと（c）恐れること（d）憎むこと（e）やきもちをやくこと（f）恨むこと（g）悩むこと（h）苦労すること（i）煩悶すること（j）迷うこと

こうした感情に照らし合わせてみて、冷静に自分の心の状態を評価します。が、これは思っている以上に難しいのです。

「人は評価することによって、逆に評価される」ということも考えておきましょう。まず、できない理由を考えたら前には絶対進みません。すべては「できる」「やれる」という肯定的な発想からスタートしましょう。これがなければ成功への道は開かれないのです。

このときに大切なのは、「言葉」です。

人間は言葉で考えます。言葉で、発想が規定されるのです。だから「ダメです」「無理です」「できません」という言葉は、とにかく使わないことです。

「大丈夫」「できる」という積極的、肯定的言葉から活路は拓けていくのです。

もし、あなたが、「できません」を最初に考えてしまう人間になっているとしたら、今、この瞬間から変えるべきです、「できます」「大丈夫」派へ——。

そうすれば、できない理由でどうあがいても抜け出せなかった袋小路にも、道ができるはずです。

「積極的、肯定的な人間になるためには、楽観と歓喜、溌剌とした勇気と平和に満ちた言葉でのみ生きることだ」

天風先生は、そのことをいつも、口を酸っぱくして言われていたそうです。

自分自身に対してばかりではありません。お互いを勇気づける言葉、積極的になれる言葉を使うことが大切です。

では、これからはどういう意識で「内省検討」すればいいのかということが大切です。

天風先生は、

「観察判別を行う心は、肉性意識や心性意識であっては断じてならない。純聖なる霊性意識であらねばならない」

と言われています。さらに、

「霊性意識で判別せよということは、本心良心で、現在精神の状態が積極か消極かを見極めることである。本心良心には、不公平もなければ、屁理屈もないから、鏡にうつしたのと同様、その心のあり方のままが感得されるから即座に厳正公平なる判別が下せる」

ちなみに天風先生は、肉性意識、心性意識、霊性意識の三つの意識レベルがあると言っています。簡単に言うと、以下のようなものです

○肉性意識……主に本能心から発する意識です。これは食欲、性欲、睡眠欲など、レベルの低い感情です。視床下部の脳の働きです。自己保存の心から発するために、自分本位になりがちです。

○心性意識……ものの善悪、正誤を見分ける理性から発した意識です。恐怖心や羞恥心、悲しんだり、煩悶したりするという複雑な感情です。大脳辺縁系・基底核等の働きです。

○霊性意識……もともと人間にそなわっているもので、雑念・妄念を払いさえすれば現れる意識です。本心・良心ともいいます。

●**本心**（intrinsic mind）：本気、本性という言葉もあるように、本来そなわっている固有の心で、うわべでない本当の正しい心をいいます。**天風先生は、この本心にもともとそなわっているのが、「真」と「美」であると言っています。真は「まこと」の姿であり、美は完全な調和の姿です。**

●**良心**（conscience）：善と悪に対する個人の道徳意識で、悪をしりぞけて善を行うように仕向ける働きを持った心です。**天風先生は、この良心の働きによって「善」が活動を起こすと言っています。善というのは、天風先生によれば、それは「絶対愛」が発露された心意、または心情をいいます。**

この霊性意識こそ、宇宙創造の根本主体と直接結びついている心意なのだと、天風先生は強調されています。

この本心・良心に従った行動をとることが正義の実行につながります。誰もが認めるような正義の実行においては、信念を持ち、その信念を実らせるために、人間は情熱を持たなければなりません。

「世の中に右も左もなかりける、真中一筋まこと一本」

です。

話を本題に戻しましょう。

私たちは、どのように内省検討をすればよいのか――その答えですが、評価を素直な心で内省検討すれば、私たちは正しい評価ができるのです。

「素直な心とは、何ものにもとらわれることなく、物事の真実を見る心です。私心、私利私欲にもとらわれず、物事のありのままを見、物事の実相を明らかに見る心です」

と、天風先生もおっしゃっています。

天風哲学の特徴のひとつは、霊性意識へと意識レベルを高めていくことにあります。

「常に自己の心的態度を厳かに監視せよ」

とも天風先生はおっしゃっていますが、**何事においても〝怒らず、怖れず、悲しまず〟**の**「三ず主義」**を忘れるなということです。

「常に積極的な態度で、一切の事物事象に対応することを心がけるべし」

と、天風先生は強く力説されています。

②暗示の分析

これまでにも繰り返し申し上げてきたように、ものごとをマイナスに受けとれば気持ちは消極的になり、行動に勢いがなくなります。

それゆえ、日常生活の中で常に自分の心の姿を内省検討し、マイナス思考する心や消極的な言動があれば、その心を積極的な方向に向けなければいけないのです。

しかし、これも先述のとおり、私たちの生きている環境そのものが、つねに暗示に満ちています。特にマスメディアの暗示に漫然と接触していると、知らぬ間にマイナスの暗示に感化され、自分の心を消極化させてしまうのです。そこで、「暗示の分析」が欠かせないのです。

病気もそのひとつです。「胃潰瘍」が減少したかと思うと「潰瘍性大腸炎」、〝心の風邪です〟とばかりに「うつ病」です。こうしたことも実は、他面暗示の最たるものです。

「暗示の分析を通して、プラスの他面暗示を受けとるよう意識的に働きかけるように」と、天風先生は教えてくれます。天風哲学に触れた人は、もうすでに気づいていると思われますが、ごく自然に積極的な暗示を受け入れる準備と決意ができています。

出かけるときに雨が降っていると、普通は「嫌な雨だな」と思うでしょう。しかし、そこを内省検討して、「これはマイナス思考だ。これではいかん」と切り替えて、「清めの雨だ」と考えるようにするのです。

また、「雨にぬれたら風邪をひいてしまう」などなど、次々にマイナス思考になりがちですが、「バカは風邪をひかない」と考え、この「バカ」を「馬力」にすればいいのです。

こういう心の切り替えが必要なときには、天風先生は、**「嘘でもいいから笑ってみな」**と教えていました。

どんなに「プラス思考に」といっても、つらい、悲しい現実に直面すると、なかなか切り替えられないことが多いものです。そういうときには、「嘘でもいいから笑ってみな」を実行してみるといいですよ。笑ってみるだけで、心の向きは確実に違ってくるものです。

そして「嘘でもいいから笑った」その後は、積極的、肯定的な言葉を口に出してみましょう。口に出せるようになっていれば、もうすでに、落ち着いて、客観的に暗示の分析を行っているといえるので、あなたの心も、前向きになっているはずです。

心の態度がいったん、積極的、肯定的にでき上がってしまうと、意識的な「暗示の分析」をしなくとも、マイナス暗示をはねのけて、病的刺激を難なく吹きとばしてくれるのです。

③対人精神態度＝言行の積極化

天風先生は、人に接するときはどんな場合でも、まず自分自身の心の態度を積極化しておくことだと言われました。言い換えれば、どんな場合にも、他人に対しては消極的な心で接してはならないということです。

相手の心に積極的な暗示となるものを、心の糧として贈ってやることの大切さを、先生はいつも強調されていました。

明るく、朗らかに、生き生きと——。

私自身、どこまでできているかはわかりませんが、少なくとも意識しているのと、していないのとでは、大きな差になります。

幸いにも、私どものクリニックでは、笑いのたえない診療をすることができ、ありがたいと思っております。天風先生のお言葉の**「心まで病ませるな」**のメッセージが伝わってくれているのです。感謝、感謝です。

そしてもうひとつ大事なのは、**「言行の積極化」です。**

自分が絶えず弱音を吐き、消極的な態度に固執していると、病は治らず、運命は変わりません。

天風先生は、「ソリロキズム（つぶやきの自己暗示）」を実行せよと教えています。

ソリロキズムとは、観念で独り言を言う方法です。

「こんなことで腹が立つか。こんなことで負けるものか。自らはそれより以上、強い、強い、力の結晶だ」……などと、消極的感情を否定し、心の中で、強くたくましい決意を繰り返すのです。

心の中の消極的感情に打ち克ってこそ、言行を積極化することができるのです。

運命を決定するのは、結局、こうしたことの「積み重ね」なのです。

また天風先生は、こういうことも言っています。

「感情で争うことをしてはいけない。誰にも嫌な相手はあるが、どんな人にも快活に応対しろ。できるだけ人を好きになるように努力せよ」

その努力を結果に結びつけるポイントは、他人の落ち度を忘れるようにすることです。

天風先生はよく、「他人の落ち度は、許すよりも忘れるようにしろ」と言われます。

面白いことに、欧米人は、「決して忘れないが、許す」ということをよく口にします。日本人は逆に、「許さないが、忘れる」と言うのではないでしょうか。

「許さないが、忘れる」ということは結局、「許す・許さぬということも忘れる」ということです。

人間は感情の動物です。確かに「許す」というのは難しいことです。それよりもいっそのこと、心を切り替えて「忘れるよう」にしたほうが、簡単なのです。

④取越苦労は厳禁

無駄な心の使い方をやめようということです。

苦労には三種類あります。

○**過去苦労**……過ぎたこと、今さらどうしようもないことを、いつまでもくよくよと思いわずらう苦労

○**現在苦労**……今、目の前にある事柄を何でも苦にしてしまう苦労

○**未来苦労**……まだこない先のことを、あれやこれやと暗く暗く悪い結果になる方向ばかり想像して思い悩む、いわゆる「取越苦労」

取越苦労とは、物事をやる前に「ああなったらどうしよう。こうなったらどうしよ

う」と、なりもしないことを悩むことです。

「どんな場合にも、もし悩みがあるとすれば、その悩みはほとんどが取越苦労、あるいは消極的な考え方のいずれかである」

と、天風先生は言い切られています。

もし自分に何か悩みがあるとするならば、その悩みをつくっている原因は、取越苦労か、自分が消極的な考え方に落ち込んでいるかの、どちらかです。そしていずれにしても、

「人間にとって取越苦労は百害あって一利なし」

――天風先生のおっしゃるとおりです。

人間のいのちの姿は、本来は積極的・肯定的なものです。にもかかわらず消極的な考え方にとらわれているということは、自分のいのちを否定し縮めていくことになります。だから取越苦労をすることも、消極的考え方を持つことも厳に慎まなければなりません。

傷や病気を治す、自然治癒力と自己治癒力という力を、生き物は持っています。動

物と人間とでは、どちらが早く治るかというと、動物のほうが早いのです。人には、病気の専門家「医者」というものがいても、です。

これは、心が煩悶し、消極化した結果なのです。

病のことが頭から離れない。毎日、毎日、心配しているうちに、病を気にする心が固定化してしまうのです。そうして、苦労性におちいってしまったのです。

いったん心がマイナスの方向に固定化されると、暗いことばかりを考え、楽しいことが考えられなくなってしまうのです。

天風先生は言っています。

「取越苦労は、消極的観念から思考されるものである。いつまで考えても、決して自分の安心するような積極的方面に心を振り向けることはできない。ただいたずらに、思えば思うほど、その思考は独断的推理や、歪曲したものになり、いよいよ迷い苦しむ結果を自らつくってしまうことになる。心のエネルギーはどんどん消耗されていく。結果、食欲不振になったり、睡眠不足になったりなど、マイナス状態におちいることが多い」

取越苦労とは、想像作用の悪用です。自分で勝手にマイナスのイメージを呼び起こしては、自分の命の光の輝きを消してしまうのです。

そんなことでは、天風先生に「あわて者」と叱られてもしかたありませんね。

余計な、考えなくてもいいことを考え、しなくてもいいことをし、やらなくてもいいことまでやって、思い患って悩むような取越苦労のあわて者にならないようにしたいものです。

「さしあたる　その事のみをただ思え　過去は及ばず　未来は知られず」

との古歌にあるとおりです。

⑤正義の実行

「正義」とは、だれが見ても正しい良いものと考えられるものでなければなりません。

「正義とは別に難しいことではない。要するに人間だれしもが持っている本心、良心にもとらない行いをすることが正義の実行となる」

と、天風先生はおっしゃっています。

これは、「本心、良心を基準とした行為」を行うことです。心にやましさを感じることはしない、気がとがめることはしない、というのが正義の実行です。

泥棒は、決して昼間、堂々と大勢の人が見ている明るいなかでは行いません。必ず夜の暗いうちにやります。なぜなら、人に見つかれば捕まるからです。

では、なぜ捕まるのか。それは悪いことをしたからです。すると、やっぱり悪いことだと思っていることになりますね。だから、明るいときにはやらないのです。結局、そう思わせるのは、泥棒にも「良心」があるからにほかなりません。

人間はだれでも本来の良心があります。その良心にもとるから、心のやましさが陰のある行動をとらせるのです。天風先生は、

「本心良心にもとった言葉や行いは、それ自体がすでに消極的なのである。本心良心にもとると、やましい観念のために心の力は萎縮してしまう」

と、本心良心を基準とした思考回路で行動することを教えてくれます。常に思考を積極的肯定的な方向に導けば、自分本来にそなわった心の力がじわじわと湧いてくるはずです。

⑥不平不満を言わず、感謝を共にする＝「正直、親切、愉快」の実践

私たちは、ものを考えるときには、自分の知っている言葉で考えます。自分の知らない言葉で考えることは、絶対にできません。こうして自分の知っている言葉で考えたとき、考えたことが態度に出てくるものです。そして態度に出たことは、当然行動に現れます。

そしてその行動が繰り返されれば、それが「習慣」となります。その習慣が、今度は自分の運命をつくることになります。

つまり、自分の運命、思考を左右するものは、自分の思考なのです。そしてその思

考は心の働きであり、心の働きのツール（道具）が言葉なのです。

となれば、私たちは言葉というものを慎重に考え、言葉の持つ力、すなわち日本では古来からいわれる「言霊（ことだま）」の存在を大事にしていかなくてはなりません。

もし否定的、消極的な言葉を使えば、やはり否定的、消極的な考え方にとらわれていくことになります。そして否定的、消極的な態度となり、習慣となり、運命も健康も、常に否定的、消極的になっていかざるをえないでしょう。

私たちはどんなことがあっても、心配や悲観は絶対に禁物であると考えていかなければなりません。

天風先生は、

「生きがいのある人生を生きようと欲するならば、何よりも一番戒めなければならないのは心配や悲観である」

とおっしゃっています。

先にも申し上げたとおり、自分に対してだけでなく、他人に一声かける場合でも、その一声が果たして、その人に勇気を鼓舞させるのか、あるいは心配をかけることになるかを考えたいものです。

ひと言多すぎても人を傷つけることもあれば、ひと声かけることによって、人を鼓舞し、生き返らせることもあります。言葉というものは非常に大きな力を持っています。マイナスの言葉を口から発すると、なんとなく自分も周りも言葉のとおりの暗いムードになってしまうものです。それゆえ、天風先生も

「どんなことがあっても不平不満を口にしないこと」

と言うのです。

私たちは自分自身に対しても、心配や悲観、さらに自分を痛めたりいじめたりするような言葉は、絶対に使ってはならないのです。その言葉は必ず広がり、周囲にもその影響を与えることになるでしょう。口から発するのは、いつもプラスになるような、明るく快活な言葉であるように心がけなければなりません。

そして、たとえ不幸な出来事が起ころうとも、不平不満を吐き出すのではなく、それを感謝の言葉に変えてしまうのがよいのです。

「感謝」する気持ちを持つ、ということにあたって天風先生は、

「『正直、親切、愉快』という三つの行いの実践によって示せ」

と言っています。

いかなるときでも、「正直に、親切に、愉快に行動ができるようにみずからを律していく」ことが必要である、ということです。

確かに、「不正直、不親切、不愉快」な生活からは、感謝の気持ちは生まれてはきません。

感謝の気持ちをもって生きていくには、うそ偽りのない「正直」をモットーにすることがまず、必要です。

また、「自分が、自分が」という前に、人に親切にするという行為のなかで、**「あなたもハッピー、私もハッピー、オール・ハッピー」**という生き方を求めることが、感謝の行動の現れといえるでしょう。

そして同時に、「愉快に生きる」ことを旨とすること。愉快な気分というのは、いかにも楽しく、満ち足りていて心地よく、豊かさを感じさせるものです。

天風哲学で言えば、これらは、人生を「長く、強く、広く、深く」生きることにつながります。長生きをして人生を楽しむ、それもただ生きるのではなく、健康で強く生きなければなりません。

そして、幅広い人間関係を通して、社会的に受け入れられ、皆にとって自分が有用な人間として認められ、「自己の真人生を建設せん」とする心の豊かさを持つことができるのです。

本来、感謝すること自体、非常に愉快なことなのです。

天風先生はまた、

「嬉しい、楽しい、有難いという言葉を言ったときには、何ともいえない快さを、その気持ちの上に感じる」

と言われています。

自分の発する言葉により、自分自身の気持ちが快くなれば、自然と愉快になり、明るく楽しくなる。そして周囲の人の心も明るくしていくというものです。

天風先生おすすめ、心を乱されない体勢「クンバハカ法」

クンバハカ法とは、いったいどんなものなのでしょうか。

ひと言で言えば、外界からの刺激やストレスにも心を乱されない体勢のことです。

秘伝中の秘伝といわれるヨガの秘法で、天風先生いわく、

「もっとも神聖なる体勢、これがクンバハカである」

天風先生は、修行中、自分の体勢をつぶさに分析し、この秘法を体得しました。

先生は、瞑想しているときは、無意識のうちに肛門を締め、丹田に気を込め、肩の力を抜いてリラックスしていたのですが、この三位一体なのだと気がついて、クンバハカを体得したそうです。

天風先生は、天風式クンバハカを、神経反射作用を調節し、自分の心身を調和して

いく方法であることから、「自己調和法」と呼んでいます。

クンバハカは、次の順序で行います。

①姿勢を正す→②次に肩の力を抜く→③肛門を締める→④丹田（ヘソ下にあるツボ）に気を込める。

ちなみに、丹田の場所は人によって微妙に異なります。自分の手の人指し指、中指、薬指の三本をおへその下に当てた薬指の下、が自分の丹田とみていいでしょう。

このように、肩の力を抜く、肛門を締める、丹田に気を込めるという三つを三位一体で行うのが、クンバハカなのです。

クンバハカの効用は、医学・生理学的にも説明できます。

まず、肩の力を抜くことで横隔膜神経叢が安定させられ、肛門を締めることで骨盤神経叢が安定させられ、そして丹田に気を込めることで太陽神経叢を安定させられます。この三つの神経叢をリラックスさせることで、活性化が促されるのです。

そうして副交感神経が優位になり、交感神経の過緊張をやわらげる効果があります。

その影響を受けて、脳内のセロトニンの調整が促され、ノルアドレナリン、ドーパミン等の「やる気・快感サーキット」が円満に駆動されるのです。

ここから、それぞれの神経系、内分泌系が活性化し神経反射作用が調整されてくるのです。

そこで、脳内・体内の自律神経が、本当にいい形でコントロールされるのです。

生理的に様々な効果が現れると同時に、心理的にも落ち着き、勘もさえてくる。集中力も増大する――心身の調和とは、まさにこのような状態をいうのです。

クンバハカの主な効能をもう少し具体的に挙げておきましょう。

- **恐怖心を打ち消し、胆力を高める効果**
- **緊急のときにも心を平静にさせ、判断力や集中力を保つ効果**
- **必要な瞬間に、それを引き出す**
- **疲労回復にも大いに効果**

なお、クンバハカを行う際のコツ（注意点）もいくつか挙げておきます。

●肛門を締めるときには、腸のほうに吸い上げ気味に行う

●力まず、リラックス状態で行う

さて、クンバハカができるようになったら、これと深呼吸とを組み合わせると、さらに効果的です。

これを「活力増進呼吸法」または「深呼吸法」と言います。

その方法は、

①まずクンバハカをして、ゆっくり息を吐く↓②息を吐き切ったらクンバハカ↓③積極的な感情をもって静かに深く長く息を吸う↓④息を吸ったら息を止めて、クンバハカをしながらゆっくり息を吐きだす↓⑤再びクンバハカをする

これを無理に意識的にやるのでなく、無邪気に自然体で気持ちよく行うことが肝要です。

これだけで非常に生き生きとし、活力が生まれてきます。普通の深呼吸は、息を吸って吐くという順番になりますが、クンバハカの深呼吸は、文字通り「吐いて吸う」という順番になります。

さらに、**「活力移送法」**という方法もあります。これは、局所的に活力を高めるものです。

これは、

①息を吐く→②次に息を吸いながら局所に積極観念を強烈に注入する→③クンバハカをして息を止め、活力受容の観念を抱く→④いきみ加減に息を吐く

もうひとつ、**「養動法」**という方法をご紹介しておきましょう。これは「静動安坐法」とも呼ばれています。

①椅子に座ってもよいが、まずキチンと姿勢を正してクンバハカをする→②次に頭の上から見たとき、おへそが「の」の字を描くように動かす。このとき頭は動かさないようにする。

これをすると、気分が静まり、内臓筋肉のしこりが取れます。そうしてさらにバランスがよくなり、腸が非常に気持良くなって、疲労回復にもなります。

これが、一連のクンバハカのやり方です。やってみればわかりますが、どれも数秒でできる簡単なものです。技術的に難しくて、体得するのに時間がかかるというものではありません。

ただ、天風先生も、

「肛門と下腹と肩の三位一体の処置ということだけを考えると、きわめて簡単に行い得るもののように、たいていの人は早合点するようだが、実際のところは、何時でも、いざというときに、この体勢になれるまでには、努力して練習しても、三カ月や半年はかかるのがふつうである」

と言っています。

天風先生は、**「簡単に覚えたものは根づかない」**とも言っています。クンバハカのやり方は覚えるのに二分もかかりませんが、いざというときにできるように、普段から意識して、いろいろなところでクンバハカをやり続けることをおすすめします。

この「いつでもどこでもクンバハカ」ができるようになると、何が起こっても平常心でいられる、強い心を持つことができます。

先ほども申し上げたとおり、クンバハカ法は神経反射の調節法なのですが、脳内ホルモンでいえば、「セロトニン」が主役になります。

第二章でお話ししたとおり、セロトニンは不安やストレスを抑制し、一方でまた気持ちを舞い上がらせたりもせず、平常心を保つ「中庸の心」を維持するはたらきがあります。

「ストレスにまったく動じないセロトニン神経」ということです。

お釈迦さまの「調和の心」も、いわばセロトニン開発法だったといえるのですが、ここで「クンバハカ法」の意義をあらためて確認しておきます。

- クンバハカ法は、刺激からあなたを守るフィルターである
- クンバハカ法は、体内のエネルギー（活力）を留め、充実させる法である
- クンバハカ法は、あなたに冷静という名の妙薬を授ける
- 「とっさのときに、あなたを助けるクンバハカ法」。日々の繰り返しが実力となる

持てる力をすべて発揮するための精神統一法「安定打坐法」

「観念要素の更改法」「積極精神養成法」「クンバハカ」で、心の持ち方をプラスにして、生命力を強くすることを学びました。

こうして獲得した力を無駄使いせずに、自分の持てる力のすべてを効果的に仕事や

人生で発揮するのに、**精神統一**という心の使い方が不可欠です。

精神統一して活用すれば、次のような効果が期待できます。

- **「心の使い方が能率的になる」**
- **「記憶力が増進する」**
- **「心機一転がうまくなる」**
- **「霊性能力が発現できるようになる」**

精神統一に熟達すれば、インスピレーションなどの能力が発揮できるようになります。

ビジネスでも家庭生活でも、いかに集中していても、場面が変われば、前の場面をきっぱり断ち切り、今というこのときに一〇〇パーセント集中しなければなりません。

こんなとき、忙しさが続くと頭が切り替わらず、集中できなくなってしまいます。「しまった」と思ったときはすでに遅く、好機を逃がしてしまったという経験は、誰にでもあるのではないでしょうか。

「集中力」を育てるのに、座禅やヨガの瞑想法が効果あることはよく知られています。

瞑想は心のスイッチを始動させる力を持っています。

天風先生は、こういう座禅やヨガの瞑想法に一工夫、二工夫して、どこでも誰でも、すぐにできる瞑想法を考案しました。

それが、**「安定打坐法」**です。

忙しくとも、いつどこでも、心の中を空っぽにすることが大切です。一日に一回は瞑想することをすすめられました。

ここで、精神統一とはどのような心の使い方なのでしょうか。

私たちは、普段は散漫な心の使い方をしていますが、それとの対比で考えてみましょう。

〈普段の心の状態〉

①**放心**——何を思うともなく、ボーッとしている状態

②**凝滞**——心の働きが一カ所に釘づけになり、止まって動かない状態

③**分散**——気が散り、同時に多くの事柄に心が惹かれている状態

④**分裂**——二、三の事柄に気が惹かれている状態

〈精神統一時の心の使い方〉

⑤集中・統一――心を散らすことなく、また物事にとらわれることなく、心の主体性を確保し、統一して使う状態

では以下、精神統一法の一方法としての「安定打坐法」のやり方を伝授しましょう。安定打坐法は、いつどこでもできます。皆さんもさっそくやってみましょう。

【安定打坐法のやり方】

①まず、姿勢を正して座る

畳の上でも、椅子の上でも構いません。正座でもいいですし、あぐらでもいいのですが、一般的なのは、正座か、あるいはヨガでやる半跏趺座（はんかふざ）または結跏趺坐（けっかふざ）です。

②次に、印を結ぶ

印は上品上生印（じょうぼんじょうしょういん）という印です。

膝の上で両手の指を組みます。このとき両手の親指と人差し指の先を合わせます。そのまま指を合わせた状態で、左右の人差し指の背中、その先端と第一、第二関節をぴったりくっつけると、膝の上に眼鏡の形で印が結ばれることになります。大日如来像がよくこの印を結んでいるのを見かけますね。奈良の浄瑠璃寺の仏像もすべてこの形をしています。

ちなみに印には、上品に上生・中生・下生、中品に上生・中生・下生、そして下品に上生・中生・下生があります。全部で九通りの印があるわけです。上品上生印は最高峰の印とされていますが、もっとも入門者はここまで知らなくてもよいと思います。

③印を結んだら、クンバハカをして深呼吸する

深呼吸は腹式呼吸です。目を閉じて心を静かに沈めていきます。その後でブザーを鳴らします。ブザーがなければ、仏壇のお鈴で大丈夫です。チーンと鳴らした音をどこまでも追いかけて聴こうとします。はじめはすぐに音が切れてしまいますが、長く

続けていると、音が長く聴こえるようになります。

このとき、音は段々と細くなりますが、いつまでも聞こえていることがあります。そして、最後にプッッと音が消える瞬間に、マッチ棒の頭のような白い光が見えます。あるいはそういう気がしてきます。瞬間的にしか見えませんが、このときフワッと感じるものがあります。これが悟りだといいます。

ブザーのときは、ブーという音に心を集中します。やがてピタッとブザー音が止まるとその瞬間、フワッと心が透明になっていきます。そのまま瞑想に入っていけばよいのです。

④こうして瞑想を十五分間続ける

――この一連の動作を、朝起きたときと、夜寝る前、一日二回するといいのですが、忙しい人は夜の一回でもよいのです。

瞑想の直接的な目的は、「無念無想」になることにあります。

しかし天風先生は、いつも多念多想、妄念妄想をかきたてている人が、いきなり無念無想になるのは無理と考えました。そこで、**「一念一想」**ならできるだろうという ことで、ブザーの音を採り入れたのです。ブザーの音一つに集中することで、一念一想を可能にしたのです。

こうして一念一想に徹すれば、後は自然に「無念無想」に入っていきます。

そういう意味では、別にブザー音ではなく、ほかの音でもいいわけです。

また、一念一想は、聴覚だけでなく、視覚からも入ることができます。ローソクの火を見つめたり、線香の火をじっと見つめたりすることでもよいのです。

さらに、お香などを使って嗅覚から入ることもできます。このとき、目を開けていると、いろいろなものが目に飛び込んできて雑念が出やすくなる一方で、目を閉じてしまうと眠ってしまうという人もいます。そういう人は半眼にするとよいでしょう。

このように「無念無想」の前に「一念一想」という段階を置いているのが、他の瞑想法にはない、安定打坐法の独特な特徴なのです。

もっとも、「いきなり無念無想は無理」とはいっても、天風先生の説かれる「無念無想」は、厳しい修験を経た者にしか得られない境地というわけではありません。

心を痛める大きな原因のひとつに、意地や見栄があります。これに対して天風先生は、

「鉛は鉛、金は金、それを鉛に金メッキして、オレは金だというような顔をしなさんな」と言って、いましめています。

人をだまし、自分をごまかしていると、心は傷つくばかりです。

自分の心を傷つけないためには、

「余計なことを見ない、聞かない、言わない」

――そういう境地になればいいのです。

そのようなときには「座禅」を組むといいと、これは常識のように思われています。

しかし天風先生は、

「座禅を組まなければ雑念、妄念が取れないなどというバカなことがあるものか。肉体が疲れたときに、肉体を休めるための特別な方法があるものではない。休息すればいい。心の場合でも同じだ。雑念、妄念を取って純真な心に帰るのにそんな難しいことをする必要もないだろう。難しいことをしなければできないというほど不自由なものでもあるまい」

と言われています。

「無念無想」について、天風先生は、こう説いています。

「そんな夢まぼろしの世界ではない。肉体の存在も、精神の存在もはっきりと認識して、その上で痛かろうと、つらかろうと一切の感情を心の中に入れないで純真な気持ちになることだ」

折にふれて、このような無念無想の境地に入ることを心がけていれば、それが自然に身についてくる。こうなれば心は平静であり、健康にも、仕事にも最良の条件で、自分の力を存分に発揮することができる――ということ。

そのような平静な心にあれば、自然と、新しい意欲を持って挑戦するエネルギーが湧いてくるというものです。

そこに「無念無想」の真義があるのです。

ところで昨今、瞑想中にあらわれる「α（アルファ）波」という脳波が注目を集めています。

アルファ波は心が平安になり、リラックスしているときにみられる脳波で、「瞑想波」ともいわれています。そして、この脳波が現れているときは、直感力や創造力が発揮されるということで、注目されているのです。

この瞑想状態では、脳内でエンドルフィンなどの脳内麻薬物質が、なんらかの働きをしているのではないかと推測する科学者もいるようですが、先に「クンバハカ」のところでお話ししたように、丹田に気を込めて深呼吸をしたときにも、A10神経が駆動し、エンドルフィンが駆動するともいわれています。

このようなアルファ波の状態にあると、「頭がスッキリする」「雑念が取れて心が透明になった」という体験者も多いのですが、瞑想法は「心のクリーニング法」といえるかもしれません。

ぜひ皆さんも、安定打坐法を日課として取り入れて、実行して頂ければと思います。

体に力がみなぎる「天風式活力呼吸法」

空気も体の隅々まで行き渡らせれば、体に力がみなぎる。深呼吸をした後の気分を考えればわかるでしょう。

それには、同じ深呼吸でも、天風式の「活力呼吸法」が効果的です。

呼吸の「呼」は吐くこと。「吸」は吸うこと。「呼吸」の文字どおり、「吸う」より「吐く」のが先、というのが本来の「呼吸」なのです。

先のクンバハカの説明で付記した「深呼吸法」を、もう少し詳しく、「活力呼吸法」として掘り下げていきます。

まず、息を吐く。吐いて吐いて、これ以上は吐けないくらい吐き切ってクンバハカをします。その後にゆっくり吸っていきます。全身にエネルギーを入れるつもりで吸い、再びクンバハカをする。そして、さーっと吐き出します。

これが基本です。

次に応用型として、「**鍛錬法**」をご紹介します。

「鍛錬法」とは、九種類の呼吸法を連続して行うものです。難しそうに見えますが、これも、いつでもどこでも簡単にできます。

朝、顔を洗ったときに窓を開け、新鮮な空気を入れて活力呼吸を行います。目を閉じて活力呼吸を三回した後にパッと目を開けると、朝の明るさが何倍にも感じるはずです。これで気分がぐーんと充実します。

九種類の呼吸法の名称と目的は次のとおりです。

① **かかと上げ**――自律神経を強くする
② **指はじき**――神経を活発にする

③**息吹き**――肺呼吸と組織呼吸を旺盛にする
④**胸たたき**――肺気胞を刺激し、肺の機能を促進する
⑤**背さすり**――肋骨と肋間筋を強化する
⑥**腕開き**――胸腔を拡張し、呼吸機能を強くする
⑦**膝まげ**――血液循環を促進する
⑧**清め**――肺の中をきれいにする
⑨**気合い**――音声を強大にし、のどの力を強くする

これらのときの基本体勢は、クンバハカです。できれば戸外で行うのがよいでしょう。

呼吸の仕方は、「**吐くときは鼻から、吸うときには口から**」を原則とします。楽にできる方法でかまいません。

吐くときには、口を閉じ、鼻から吐きます。吸うときの口は、つぼめた形にし、意識的にゆっくりと静かに行います。これが原則ですが、一気に息を吐き出すときは、口を開いて肺の中の空気を思い切り出します。

「呼吸」には、次のふたつの働きがあります。

①**吸炭除炭**（O_2を吸入し、CO_2を排出）の作用

②**生命を生かすのに必要な「活力になるもの」を充実させる**

②は、この宇宙にあまねく存在しているエネルギーを吸収するという働きであり、肉体の活生化だけでなく、精神方面まで力を供給していく効果があります。

呼吸鍛錬法は、この二つの意義を踏まえたもので、次のような効果があります。

- **血液の循環がよくなり、血圧を正常にする**
- **血液が清浄になり、新陳代謝がよくなる**
- **神経系統の生活機能が活発になる**
- **内臓の働きがよくなる**
- **呼吸器官が強化される**
- **肺呼吸・組織呼吸が活性化される**

●消化吸収・排泄が促進する
●リラクゼーション効果がある
●精神生命までも充実する
●したがって全生命に活力が充満する

以上が天風式活力呼吸です。

伝統医学としての気功やヨガの深呼吸も、すべて息を吐くことが強調されていますが、深く息を吐くことにより自律神経のバランスが整い、血圧安定や、ガンなどの病気の予防にもなるのです。

人間が生きていくうえで、呼吸ほど「当たり前」のこともありません。「当たり前」だからこそ大切であり、正しい呼吸法で、呼吸本来の働きをよりよく機能させ、生命に活力をみなぎらせて頂きたいものです。ちなみに**医学的には呼2対吸1**がいいのです。

　また、生命の活力をよりみなぎらせ、発揮させるためには、自然法則に順応した生活を送ることです。それには、中国でいう「四大」に触れる努力をすることも大切です。

四大とは「日光」「空気」「土」「水」のことです。都会では土に触れる機会が少なく、美味しい空気もありません。しかし、週末ぐらいは山登りとか海に行って土に触れ、美味しい空気を吸ったほうがいいでしょう。

日光は、紫外線などの影響を考慮すると当たり過ぎるのもいけないのですが、適度に当たることが必要です。日本人には皮膚ガンを引き起こす遺伝子はありません。

　そして、水は生命の源です。大いに飲んだほうがよいでしょう。それも、自然が与えてくれるナチュラルな、またミネラルをたっぷり含んだ水を飲むことをおすすめします。

　ちなみにペットボトルを一度強く振るか、ドーンと刺激するとよい波動の水になります。

以上、人間としての理想の人生へとつながる天風哲学の具体的方法について、これでもまだ概略の域を出ないとはいえ、主だったところをご説明してまいりました。

あとは、皆さんの「実践あるのみ」です。

次章以下は、読まれながら、そこに書かれていることを、皆さんの「心」でどんどん実践していって頂ければと思います。

第四章

「絶対積極」
大丈夫、必ずうまくいく

プラス思考を継続する

①「嘘でもいいから、笑ってごらん」

人は、同時に異なった場所にいることはできません。光と闇とは同居できません。また、一つの心の中で同時に喜びと悲しみを同居させることはできないものですね。喜びに心を弾ませながら悲嘆に暮れるなんていうことはできないのですから。喜ぶことと悲しいことがあったら、心を占有するのはどちらか一方に限られるはずです。

実はこれと同じことが、脳のなかでも起きているのです。

人の心を動かす要素は、ひと言で言ってしまえば、大きく「ポジティブな要素VSネガティブな要素」のふたつに分かれます。

具体的には例えば、「好きなもの（こと）VS嫌いなもの（こと）」「快適なこと（もの）VS不快なもの（こと）」です。

これら二つの要素のどちらが心を支配するかによって、脳内の伝達物質（脳内ホルモン）の分泌に変化が現れます。

ポジティブな要素が心を支配すれば、脳内伝達物質のドーパミンがどんどん分泌されます。ドーパミンは、「やる気・快感サーキット」――やる気や意欲・モチベーションを醸成し、高め、人を活動的にします。一方で、ネガティブな要素が心を支配し始めると、ドーパミンの分泌量が減り、意欲・モチベーションが減退、非活動的になります。

何事もプラスに受けとるかマイナスに受けとるかで、行動や結果が正反対になることが多いのは、このように「やる気・快感サーキット」のスイッチのＯＮ／ＯＦＦが切り替わるからです。

ものごとをプラス（ポジティブ）に受けとれば、気持ちは積極的になり、ドーパミンが分泌し、興奮し、行動的になれ、何かの目標に向かって邁進することもできれば、その目標をスムースに達成させることもできます。

しかしものごとをマイナスに（ネガティブに）受けとれば、気持ちが消極的になり、ドーパミンの分泌も減退し、行動に勢いがなくなり、思わしい結果を得ることも難しくなります。

そして、ドーパミンはいとも簡単にノルアドレナリンに変身できてしまうのです。なにごともプラスに受けとるかマイナスに受けとるかで、行動や結果が正反対になることが多いのです。マイナスに受けとれば、気持ちが消極的になり、行動に勢いがなくなります。脳内伝達物質も、興奮しないのです。

それゆえ、日常生活の中で常に自分の心の姿を内省・検討する必要があるのです。そして、マイナス思考する心や、消極的・否定的な言動があれば、その心を、言動を、積極的な方向に向けなければなりません。

そうしなければ「やる気・快感サーキット」のスイッチが入らないからです。

とは言ってもこの世の中には、つらいことや気に入らないこと、悲しいことがあまりにも多すぎますね。だいたい自分の思い通りにならないのが人の世の常です。ただ漫然と過ごしていては、ついつい心はマイナスに、「やる気・快感サーキット」のスイッチもOFFになりがちです。

そこで皆さんにも実践していただきたい天風哲学のひとつが、前にも触れましたが、

「嘘でもいいから、笑ってごらん」

笑ってみるだけで、心の向きは確実に違ってくるものです。これは理屈ではなく、現実です。

②明るく、朗らかに、生き生きとした勇気

きびきびした行動は、逆に心もきびきびしたものにしてくれます。セロトニンの働きですね。

こうした心の切り替えには「強さ」も必要です。

絵の具は、白と黒を合わせれば灰色になりますが、行動に結びつく心に、「灰色」はありません。「あいまいさ」があってはいけないのです。

光か闇か、どちらかしかないというわけです。「縫線核」か「青斑核」か、そのどちらが支配するか、です。

縫線核から青斑核へのスイッチの切り替え、つまりこの闇を光に切り替えるためには、どうしても「強さ」が必要になります。この「強さ」となるのが、「目的」です。つまり、「目的があいまいでは駄目」ということです。

強さ（目的）があれば集中力が高まり（側坐核、中隔核にスイッチＯＮ）、闇は光に切り替わります。一方で強さがなければ、闇は闇のまま、スイッチが切り替わることはありません。

ですから、いい加減ではなく、意識して心を切り替える必要があるのです。

この集中力を高めるには、Ａ６神経を鍛えること。前頭連合野の鮮明な目的意識に向かって行動することで、全脳がすべて頑張り始めるのです。

ここで、ある企業でリストラが行われた部署の課長さんの行動を例にとってみましょう。

営業部員八人でフル回転していた部署が突然、リストラで三人減らされ、部員は五人に。それでもノルマは変わりません。課長は呆然とし、抗議もしましたが、上司には聞き入れてもらえません。八人で頑張っても達成できたかできなかったくらいの目標を、五人で達成するなど、無理難題もいいところ。不満に思わないわけがありません。

しかし、ここで課長が元気を失っているばかりでは、結局、会社はダメになってしまいます。

「課長（側坐核）とはコンピュータでいう、〝インターフェイス〟なのだ。不平不満に目を向けても何も変わらない。同じことなら、いっそ積極的肯定的に考えて現状を受けて入れてみよう。五人で八人分の業績をあげることに挑戦してみよう」

そう、課長は考え方を変えることにしたのです。

そこで、欲の脳「視床下部」、表情・態度の脳「大脳基底核」、好き嫌いの脳「扁桃核」、記憶の脳「海馬」、記憶・学習・言語の脳「側頭葉」を総動員して、なぜできないのかよりも、どうすればできるかという見方で知恵を集めてみました。

そうして課長は、四つの目標を立てたのです。

第一は、仕事を進める仕組みを変えること

第二は、メンバー全員がそれぞれのエキスパートになるために勉強をし直すこと

第三は、自分たちの職場全体の雰囲気を変えること

第四は、課長としてのあり方、やり方を変えること

そうして、これらの目標達成のために、部下と、あらためて仕事を一から見直す作業に取り組みました。製品の研究、セールスポイントの探究、競合品の研究、見込み客の条件設定、得意先の再検討、営業戦略と戦術……。

課長としての事前管理と情報管理まで、部下とも徹底して話し合いました。

「駄目です」「無理です」「できません」と口に出してしまえば、真っ暗なトンネルの中しか見えなくなります。

すると、種々の不安な疾患、神経症、ストレス病、ウツ病など、気力をくじく病気を生じることもあります。こうした失調が激しいときにはパニック状態にもなってし

まいます。

しかし、「やります」「できます」「頑張ります」と言えば、針の穴ほどでも光が見えてくるのです。脳内伝達物質のバランスも改善するのです。

天風先生は「変化こそ成長のチャンス」と言いました。

マイナスの状況をマイナスのまま受けいれていては、生まれるはずの知恵も生まれません。マイナスをプラスに逆転して積極的に考えれば、必ずアイデアも生まれるというものです。

「積極の心」が、アイデアを考え出すのです。側坐核を興奮させるのです。

アイデアの扇を叩く力は、天風先生の言う、

「明るく、朗らかに、生き生きとした勇気」

の中に生まれるのです。

誰にでも、怒りが爆発するようなこと、悲しいこと、絶望するようなことは起こります。こんなときには、「やる気・快感サーキット」のドーパミンも、ノルアドレナリンに変身してしまい、せっかくのアイデアメーカーである側坐核にもブレーキがか

かってしまうのです。

③心と体の主人として、それらを使いこなす

何においても、自分自身の健康と運命をしっかりと扱うこと——これが大前提です。

つまり、「人間をつくる」ようにしなければいけないのです。

まず、第一義的な人間本来の生き方をすること。

人間本来の生き方とは、人のため、社会のために貢献する生き方です。ところが、実際に生きていて、これほど忘れやすいものはありません。目先のことばかり目がいってしまうのです。

さてここで、孔子と弟子のある話をご紹介しましょう。

孔子の弟子たちが師に問いました。

「先生のように聖人といわれる人は、乱世にあっても三十年先が見通せるのでしょう

ね」

するとと、孔子はこう答えます。

「お前たち、この川を見るがよい。この大河は、お前たちが生まれる前から、またお前たちが死んだ後も、ずっと変わらずに流れていよう。しかし、もっとよく見なさい。この川の水の流れは、かたときも同じ水ではない。このように一つの川にしても、変わらぬものと変わるものとがある。この変わらぬものと変わるものの道理さえわかれば、三十年はおろか三百年先も見通すことができるのだ」

人の生き方も同じです。

言い換えれば、**人間として、変えてはならないものと変えていかなければならないものがあるということ。それを見極めて、毅然として立ち向かえる力と勇気と信念の人間力が、求められるのです。**

「人間をつくる」とは、絶対的価値を基準として相対的な価値に目を奪われないことです。「他人（ひと）がするから自分もする」――これではいけません。

他のものにとらわれない「絶対的価値」が必要なのです。

実生活のなかでは、ついつい目先のことに目がいってしまいます。仕方がないといえば仕方がないかもしれません。けれど、目先のことばかりに目がいってしまえば、消極的になってしまい、まさに元も子もなくなってしまうのです。

人はまず、「社会の貢献」というひとつの絶対的価値を基準に行動しなければならないのです。この絶対的価値基準がなく、相対的な価値基準に流されてしまうと、脳内伝達物質がアンバランスをきたしてしまうのです。

常に社会への貢献という理想、志を高く持ち、目先のことだけに目を奪われない、それぱかりを追うようなことはしないという信念を貫くことです。

人として、動物と違うところ。それは「創造性」があることです。

この創造性は、脳の前頭連合野で生まれます。この前頭連合野までのびているのがA10神経ですが、この神経の末端には、オートレセプター（自己受容体）がついていません。

ちなみにオートレセプターは、自分が分泌している神経伝達物質の量を感じとるしくみです。通常の神経末端には、このオートレセプターがついていることにより、神経伝達物質をいつまでも延々と分泌し続けることはありません。けれども、ここではオートレセプターを欠いているので、神経伝達物質が分泌されっぱなしになってしまうのです。

A10神経から出るのはドーパミンです。ドーパミンがこのように際限なく出されると、当然、過剰活動をひきおこします。これが行き過ぎて暴走すると心の平常心が失われるなどまずいことも起こってしまいますが、しかし、そこをうまくコントロールしてくれるセロトニンの働きで、行き過ぎない程度までドーパミンがどんどん分泌されていくと、脳は活動の活発さのあまり、試行錯誤を始めます。

しかし実は、これが創造性の源となるのです。

創造性は、やる気に駆動され、明確なものにされ、人間だけの創造性をつくりだします。そして、同時に目的意識もつくられます。

人間の脳とは、こんなにもすばらしいものなのです。だからこそ、「人間をつくる」

努力をしなければならないのです。

それなのに——こんなに素晴らしい能力があるにもかかわらず、私たちは心や体に「使われて」いるのです。

「体」は人間にとって、生きて活動していくための、あくまで「道具」なのです。人間は体の条件だけで生命を維持しているわけではありません。また一方で、心だけで生命が維持できるものでもありません。

「自分とは何か」と問うたとき、心だけでもなく、肉体だけでもないことがわかるでしょう。

そして心も肉体も自分のものでありながら、勝手な主張をするものです。

今は話を聞かなければいけないときだとわかっているのに、心は別のほうに向いていて話が頭に入らない。頑張らなければならないときに、なまけ心が起こる。とんでもないときに食欲、性欲が起こることもある……。

世の中のもめごとや争いごとというのは、たいていこうして起きるのです。自分というものが、心や体に使われているためです。

どんなに高い理想や目標を持っていても、いつの間にか心や体に使われて、別の方向に進むということがあるのです。それを「人間らしい」という言葉で無責任に許してしまう人もいます。しかし、それを許したままの人生では、「いったい何のために生きてきたのか」ということになってしまいます。

確かに人間は、心や体に使われやすいものです。しかし、人間としての使命がある以上、それを肯定してはいけないのです。

人間は、心と体の「主人」として、それらに使われるのではなく、それらを使いこなさなければならないのです。

だからこそ天風先生は、心身統一法という方法論を説かれたのです。

心や体に人間が使われていては、人間としての使命は果たせません。使命を遂行するためには、自分が心と体の主人となって自在に使いこなさなければなりません。そのためには心身一如の生活を実践する必要があるのです。それには、前頭連合野を鍛えなければなりません。

進化と向上を目指す

①本来の姿は創造の生活にある

お釈迦様は、「この世に生を受けることは苦だ」と言っています。生老病死、それは人間として免れることができない苦しみであると――。それゆえ、その苦しみから逃れるために、「人間はいかに生きるべきか」を説いたお釈迦様は、「セロトニン」研究のエキスパートだったと言えるのではないでしょうか。

お釈迦様の時代からはるかなる時をこえて、天風先生は、人間が心に抱く苦しみを楽しみに変えるために、真の人生を実現する「**絶対積極**」の心を説かれました。

「宇宙は進化と向上を目指して、絶え間なく創造活動を続けている。すべての生きとし生けるものは、宇宙の産物である。それぞれの役割を担い、それぞれの意味を持っている。人間もしかりである。

ただし、人間はその単なるワン・ノブ・ゼムではない。その先頭を走る生命体である。進化と向上を目指す宇宙のトップランナーである」

そういう認識の下に、天風先生は、

「人間は尊厳犯すべからざる重大な使命を遂行するために生命を受けた」

と説かれたのです。

人間本来の姿は、宇宙の目指す創造の生活にあります。それは、命のある限り、忘れてはならないものです。

前項で、「創造性をつかさどる前頭連合野にオートレセプターがないおかげで、人間の限りない創造性が生まれた」というお話をしました。

では、どうして人間だけにオートレセプターが欠けているのでしょうか。

それは、宇宙の進化・向上にあわせ、急激に肥大したため、取れてしまったのでしょう。

そう考えてみれば、オートレセプターがないことがうなずけます。

大脳が大きくなったから創造性が生まれたのか、創造性があったからこそ大脳が肥大化したのか、それはわかりません。でも、いずれにせよ、人間にとって創造性があってよかったことには違いありません。

②自分の運命の主人公となって自己改革する

世の中に喧伝されるいわゆる成功者といわれる人が、すべて立派な人格者とは限りません。むしろ、人格者とは正反対の人も少なくありません。こうした人が最終的に人生の成功者となれるかどうかは、いつかわかる日が来ることでしょう。

しかし一方で、世の中に知られなくても、小さな成功を収めた人たちのなかには、努力して自分を磨いた人格者がいるものです。

こういう人たちは、何も人格者になろうとしてなったわけでも、人格者になるために努力したわけでもありません。

それでも、このような自分磨きには、人に役立つ自己の完成のため「達成感」が必要といえるでしょう――**ここで、「やる気・快感サーキット」にスイッチを入れるの**

です。

ではこの「達成感」とは、いったいどんなものなのか。その「正体」について考えてみましょう。

例えば、「好奇心」が「スタート時に湧き上がる気持ち良い感情」とすれば、「達成感」は「完了したときに生じる最高の快感・感情」といえるでしょう。

完成した喜び、達成感は、ここで分泌されるドーパミンの作用によって、成功体験の快感となります。さらにこの快感は、脳のなかの海馬にしっかり記憶として埋め込まれ、次の好奇心の導火線となっていきます。

つまり、「好奇心→やる気→達成感→好奇心→やる気……」という素晴らしいサイクルの繰り返しがあるのです。

これには、ちょっとした成功体験でもいいのです。積み重ねていくことが大切なのです。こうして積み重ねていくことで、うまくいけば、より意欲的になれ、そして集中力も生まれてきます。そうして、次のステップも簡単にクリアできるようになるのです。

さらにその頃には、好きで好きでたまらなくなってきます。そうすると、やる気はさらに加速されるのです。

天風哲学は、社会に貢献するという〝大欲〟を目標としています。大欲を目的にして使命を遂行すれば、仕事、愛情、お金という私的な成功も結果としてついてくるというわけです。

しかし、使命を遂行するために重要なのは、自分自身が心と体に使われることなく、その主人になるための自己改革です。目標がどんなに大きくても、そこに到達する方法論が間違っていれば、それは絵に描いた餅になってしまいます。もちろん、小さな成功もおぼつかなくなります。

成功はすべて、自分が自分の運命の主人公となって自己改革することから始まるのです。

こうした自己改革のできない人に、人格者はいません。

自分の心と体は、自分が責任者です。心身の管理は、仕事をするうえでの必須の条件です。そのような心身管理を行いながら、私は少しでも社会のお役に立ちたいと思っています。

③欲は根源的な重要な力

「やる気」スイッチをONにするものとして、好奇心・達成感とともに重要なのが「欲」です。

やる気の脳と欲の脳「視床下部」はつながっています。この視床下部は、より良く生きていこうとする生命の根源的な力を生むところです。

ですから、欲は人間にとっても、根源的に重要な力です。それゆえ、「欲が強いのは、欲張り」などと一面的にとらえ、これをさげすむのは好ましいことではありません。

欲張りで欲が強いほど、「やる気」スイッチが入りやすいといえるからです。

ところが現代の人たちには、どうもこの「視床下部」が弱っている人も少なくないようです。

今の四〇代、五〇代あたりの人たちは、右肩上がりの経済の高度成長とともに育ってきた世代です。そして、三〇代以下の年代の人たちは、生まれたときから、生活に不便さを感じることもない、いわば「ないものは、ない」という豊かさのなかで育ってきています。

そのようななかで、欲を強く感じなくても、欲しいものが向こうからやってきてしまうという快適さに浸りながら生活してきたといってもいいでしょう。

テレビのCMでも雑誌の広告でも、「あなたの欲しいものはこれでしょう?」「これがあなたの必要なものですよ」と次々に欲望を先取りしてきます。

それゆえ、自分で何かに興味をもって、自分の欲を掘り起こす――という必要もないわけです。

このように、欲しいと思えばすぐ手に入る時代にあっては、「何かを手に入れた」そのときの感動や達成感を味わう機会も、少なくなっているはずです。

欲の脳である視床下部が、自発的に、またフルに働く機会もなく、衰えてしまうのは当然といえば当然です。

「無関心」「無感動」「無気力」のいわゆる「三無主義」も、こうした背景で生まれた、豊かさゆえの負の産物といえるでしょう。

豊かになればなるほど、「ハングリー精神」が失われ、欲もなくなれば、欲を満たそうとする「やる気」も「根性」も失われます。

欲の脳「視床下部」にしても、やる気の脳「側坐核」にしても、幼少期に急激に発達します。その時代にそれらの脳がフル稼働することもなく、発達の機会を逸してしまっていてはもう、「あとのまつり」ではあるのですが、それでも、今からでもこれらの脳をよく鍛えておく必要があります。

まして経済成長も止まり、厳しい世界情勢に囲まれている今、そしてこれからの世の中は、「やる気」を強めておかなければ、かえって生きづらい世の中になっているのではないでしょうか。

ここで天風哲学を学び、明るい未来の日本を皆で築き、世界に「日本あり」を発信していければと願っています。

④「いつも明るく、朗らかに、颯爽と」

自己改革に取り組むときには、三つの心構えが必要となります。

㈠ 第一は、自分自身に安っぽい見切りをつけないこと

「もう年だから」なんて、特にいけません。脳は若いのです。特に潜在意識は、青春のようにみずみずしいのですよ。

ここで気をつけなくてはならないのは、他人を自分だけの物差しで測らないこと。一方でまた、他人の物差しで自分を測ったり、他人のことを基準にして自分を考えないことです。こんな物差しをもって過ごしていると、「怒り・恐れ・悲しみ」の脳、「青斑核」を刺激してしまいます。

物を見る尺度は十人十色。もちろん間違いというものもありますが、それなりに正しい、いく通りもの物差しがあります。

それを受容できるかどうかが、「人間の懐の深さ」になります。

もっとも、「他人の物差しを受容すること」は大事ですが、それでもって「他人の物差しで自分を測る」のは間違いです。

天風先生は、「いつも明るく、朗らかに、颯爽と」ということを強調されています。これは「やる気・快感サーキット」を刺激する第一歩です。

朝の挨拶は、大きな声で明るく言うのがいいですね。しかし、ただ大声を出せばいいというわけではありません。声の大きさだけを価値基準にしてしまったら、それはまるで軍隊ですね。

声は小さくても、ハリのある、清々しい声もあります。ふんわりと相手を包んでくれる声もあります。

しかし、そういうことを感じていながら、声の大きい人の物差しを自分に当てはめたり、やさしさを基準にしている人の物差しを自分に当てはめたりして、声を出す――そういう具合に、その場その場で、他人の物差しを自分に当てはめていると、自分が右往左往することになります。

主体性がなくなり、「いったい自分は何者か?」ということになるのですが、こうなると〝不安の回路〟が、フル回転してしまうのです。

とはいえ、主体性を確立するためには、自分を磨かなければなりません。**自分を磨くためにまず大事なことは、自分の不出来に気がついたとき、悔やんだり言い訳したりせずに、すぐにあらためること。**


天風先生は、そのことを、こんなふうに言っています。

「そうだと気づいたときが、あなたのバースデーです。そのときは、早すぎもしないし、遅すぎもしない。一番のバースデーです」

「もっと早く知っていれば」という人には、先生は、「何をぜいたく言うか、今、そう思ったときがスタートなんだよ」と諭されたといいます。

さあ、**気づいたときが最高のバースデー**。「やる気・快感サーキット」をスイッチ・オンして、はじめの一歩〝ホップ！〟です。

(二) いつも積極的であること

例えば、「遅すぎた」などという発想をしないことです。失敗しても悔やまないことです。失敗は次の成功のために天が自分に示してくれたメッセージと思えばいいのです。

そのために、いついかなるときも感動と喜びをもって、勇気と信念を失わないことです。

ここでやる気脳の「側坐核」をスイッチ・オンして、〝ステップ！〟です。

㈢　何事にも真剣に全力でぶつかること

現代人は、エネルギーには一定の限界があるのだから、全力投球しないですむところはできるだけ手を抜こうとする傾向があります。が、天風先生は、これをいさめました。

「何事にも全力でぶつかれば、疲れることはない。脳内伝達物質も無限大なのだ。後で疲れる、エネルギーを消耗するという消極的な考えがあるから、疲れるのだ」

——と。そうです、脳内伝達物質は不滅なのです。

行動計画を立て、意思決定・実行判断をつかさどる前頭連合野を日ごとから鍛えておいて、ここぞというときに〝ジャンプ！〟です。

このようにして、何事にも全力でぶつかっていくからこそ、自己改革ができるのです。

脳は〝有言実行のスペシャリスト〟。余力を残すような物事に対する姿勢では、自己改革は絶対にできないのです。

⑤「大丈夫」「できる」という積極的・肯定的な言葉から

言葉をしゃべるのは人間だけです。動物はそれなりのコミュニケーションをとってはいるといっても、イルカにしても「しゃべっている」かどうかは、疑問です。

そんな、この世の生き物のなかで唯一「しゃべる」ことのできる人間の言葉は、強烈な感化力を持っています。それゆえ、言葉一つ変えるだけで、相手の反応も変われば、人の人生すら変わってしまうこともあるのです。

例えば、子供に対して「しなさいっ！」と言うのと「しましょうね」と言うのでは、大きな隔たりがあります。

反抗期真っ盛りの子供は、「しなさいっ！」と親に言われたら、「やだ！」と必ず反発してくるでしょう。でも優しく柔らかく「しましょうね」と言われたら、利かん気の強い子でも、少なくとも「しなさいっ！」と言われるよりは、「それならやろうかな」という気持ちにもなりやすいというものです。

もちろん、大人同士の会話でも同様。上司に頭ごなしに「いったい、どうしてくれるんだっ！」と言われたら、憎しみしか湧いてきません。ここでノルアドレナリンが戦闘開始して、表情もきつくなります。

一方で、「どうしたらいいと思う？」と投げかけられれば、素直に反省してしまいます。

言葉とは本当に恐ろしいものです。

そして、この言葉の感化力は他人に及ぶだけではありません。
言葉を発した自分自身にも跳ね返ってくるのです。

ですから、消極的・否定的な言葉を使うか、積極的・肯定的な言葉を使うかで、その人のライフスタイルまで変わってしまうのです。

「どうしたらいい？」と聞かれているのに、「あれもできない」「これもできない」と弁明する人がいますが、そういう人はたいてい、建設的な意見や考えなど何もなく、ただ理路整然とダメだという理由を並べたてているだけ。

そんなふうに、消極的・否定的な言葉を並べていたら、絶対に成功するための知恵は出てきやしません。こういう言葉は、成功するための知恵を拒絶するものだからです。

まず、できない理由を考えたら、ものごとは前には絶対進まない、ということを肝に銘じておいてください。できない理由ばかりを考えている間は、あなたの脳内のどの神経核も興奮しません。

どんなことでも、「できる」「やれる」という肯定的な発想からスタートしなければ、成功はあり得ないのです。

このとき大切なのが言葉なのです。脳のスイッチを入れるのも切り替えるのも、言

葉なのです。

人間は、言葉で考えます。言葉で、発想が規定されるのです。

だから、「ダメです」「できません」という言葉は使わないことです。

「大丈夫」「できる」という積極的・肯定的な言葉から、活路は拓けてくるのです。

もし、あなたが「できません」を最初に考えてしまうような人間になっているとしたら、今、この瞬間から変えてください。「できます・大丈夫」派へ――。

たとえ、苦しくても、つらくても、せめて「痛いけれども大丈夫」「つらいけれど大丈夫」と言ってみることです。

そうすれば、〝できない理由〟のためにどうあがいても抜け出せなくなっている袋小路にも、一筋の道ができるはずです。

このような積極的・肯定的な人間（「やる気・快感サーキット」全開人間）になるためには、楽観と歓喜、溌剌とした勇気と平和に満ちた言葉でのみ生きることです。

天風先生は、そのことをいつも、口を酸っぱくしておっしゃられたそうです。

そしてまた、自分自身に対してばかりではなく、お互いを勇気づける言葉、積極的になれる言葉を使うことが大切です。

「大丈夫、必ずうまくいく」

——そんな言葉一つで、すべてのバランスが調整されるのです。

第五章

自分に奇跡を起こす「三つの約束事」

1 積極の心を持つ

①〝微動だにしない自信〟を持って生きる

人は、好調のときには、明るく積極的に行動することができても、いったん低迷すると暗く消極的になって、自分を見失ってしまいがちです。

脳というのは、デジタル脳とアナログ脳の双頭の動物で、機械ではできないことがたくさんできるのです。人間はそれぞれみな、こんなにりっぱなシステムを持っているのに、どうして自分を見失ってしまうようなことが起きるのか。

それは、自信がないからです。その力が、自分に備わったものだと確信していないからなのです。だから状況に流されてしまうのです。

現代人には、この「状況に流されている」ほうが、波風たたずに楽だという人もいます。でもそれは、本当に人間にとって「楽」なのでしょうか――。

ここで、自信のなさはどこからくるのかを考えてみましょう。

まずひとつには、**未知の分野に踏み込むことへの恐怖感から、**ということがあります。

これには、これまで多くの人たちが受けてきた教育の在り方にも原因があるといえるでしょう。

学校の勉強は、常に教えられたものを試されるという連続で、教わっていないことを試されることはありません。ところが社会に出ると、基礎だけ習うと即座に未知の世界にほうり出されます。後は応用問題の連続になります。

社会生活だけではありません。そもそも人生自体、応用問題のなかでも難問、奇問の連続なのです。

そんな不安回路に迷い込むのを回避するためには、「好きこそものの上手なれ」がとても有効です。ドーパミンを駆け巡らせて、海馬と側頭葉が元気になれば、よいのです。

新しいことにしり込みするのではなく、まず興味を持つことです。積極的な心は、「やる気・快感サーキット」を興奮させてくれ、恐怖を忘れさせ、もっとあなたの心を楽にしてくれるはずです。

自信のなさの第二の原因は、自分の仕事の価値に対する基準が曖昧なことです。

今自分が行っている仕事とは、どういうものなのか、どんな価値があるのか――、その認識や自覚がないことが、自信のなさにつながります。

江戸中期に生きた石門心学の始祖、石田梅岩が、こんなことを言っています。

「侍が俸禄をもらってぶらぶらしているのは、いざというときに命を捨てるからである。一方、商いをする人は、病人が薬を望めば、諸国を回っていい薬を仕入れてお届けする。寒いから暖かい着物が欲しいという人がいれば、やはり諸国を回り必要なものを探し求めてくる。昔は、それは命懸けのときもあった。その命懸けで働くということにかけては、商人も武士も変わらない」

と。

仕事や企業の目的は本来、客の満足、ひいては社会への貢献です。これは、昔も今も変わることはないビジネスの基本なのです。ところが、競争やノルマのなかで、いつの間にかその基本が忘れられてしまっています。

顧客あっての商売、ビジネスという基本を実行しているのであれば、堂々と仕事をすればいいのです。

昔は、「己を省みて疚（やま）しからずんば、千万人といえども我行かん」といったものです。

古い言い回しですが、正しいことをしている自分を誇りにして生きることを尊んだのです。

卑下することは何もない。消極的になる必要はない。徹底して、自分を肯定して生きることが大事なのです。

②強さだけでなく〝自分の弱さ〟をも武器に変える

自信がない、もうひとつの原因は、「自分の力を肯定しない」ことにあります。

自分の力を肯定できないのは、物事を消極的、否定的に見るからです。「ダメだ」「できない」と思い始めると、不快系が高速度回転し、否定的にばかりものごとを見るようになります。

といっても、「強さの一点張りで物を見なさい」と言っているわけではありません。ドーパミンひとつとってみても、実は「独創と暴走」の紙一重なのです。長所も短所も冷静に見極め、そのうえで積極的、肯定的に見ていくということです。A6神経、A10神経を鍛えることです。

どんな物事も、必ずしも誰にも同じように受けとられるとは限りません。完璧な商品をつくっても、それが万人にいいと言われるとは限らないのです。したがって、商品を売るときには、常に長所・短所、強み・弱みを同時に見て売り込んでいくのがいいのです。

つまり、強みと弱みがあるからこそ、それが「持ち味」となるということです。その持ち味を、相手に応じて使い分けて提供するのです。

ところが、競争が激しくなったり不況になったりすると、ついつい欠点を隠し、長所ばかりを売りこもうとします。そこで価格だけの競争、機能だけの競争に陥ってしまうのです。

これは、「長所も欠点も相対的なものである」ことを忘れているのですね。

長所も欠点も相対的なものと今言いましたが、「薬」なんかその典型でしょう。

良薬でも、口に苦いから嫌だという人もいれば、苦くても良薬なら是非ほしいという人もいます。人によって強みが欠点になり、弱みが長所になることもあり得るのです。

ですから、強み・弱みを固定的にとらえてしまうのではなく、両方を持ち味として柔軟に受け止めることが大事なのです。そのうえで、顧客の期待する価値との出会いを積極的に求めていくことが大切なのです。

こうしてここでも、「やる気・快感サーキット」の興奮がうながされます。

それによって、自分自身の力を常に肯定できるようになるのです。

これこそが、「本物の積極性」というものでしょう。

③「尊く、強く、正しく、清らかな態度」を貫き通す

天風先生は、「積極の心」というものを常に強調されていました。

この天風先生の言う積極の心とは、

「正しい心、勇気ある心、明るい心、朗らかな心」

です。

どんなことがあっても、心の明るさと、朗らかさと、生き生きとした勇ましさを失わないように心がけること。

そして天風先生は、いつも尊く、強く、正しく、清らかな態度を保持することを、

「積極的態度」と呼びました。

ところで、積極的というと、強引とか大胆といった言葉に置き換えて行動する人も少なくありません。

強さ一点張りで押していったり、でしゃばりで厚かましい態度をとったり、蛮勇を振るったりすることを勇気だと思い、積極的だと誤解してしまっているのです。

それでは、真の「積極」とはどのようなことでしょうか。

天風先生は、「尊く」「強く」「正しく」「清く」の四つを、「積極」のキーワードとしています。

「尊く」とは一言で言えば、「人の喜びをわが喜びとする心」です。

人間の尊厳は、この心があるから支えられていると言ってもいいでしょう。逆に言えば、人の喜びを自分の喜びにできない人には、人間の尊厳の意味はわからないのです。

「強い心」とは、「一切の苦しみを逆に楽しみにしていく強さ」です。

私たちは、病気やいろいろな不遇に遭って悩むことも多いものです。しかし、

「たとえ、運命に非なるものがあろうとも、心まで悩ますまい」という天風先生の言葉のように、心まで病んではいけません。

悩みは、「怒り・恐れ・悲しみ」の脳、青斑核が興奮させ、そのため、心身症に代表されるような病気になりやすくなったり、免疫機能が弱まって自己免疫疾患に侵されたり、ガンなどの病気にもかかりやすくなります。

苦しいことを「苦しい、苦しい」と思うのでなく、それを乗り越えて生きようとする自分の気持ちを楽しみにするくらいの強さをもちたいものです。

そして、「正しく」とは、「正義を実行する心」です。

最後に「清い」とは、「潔白で清々しく、未練がない」ことをいいます。これは、「良心と誇りをもって行動する清らかさ」にほかなりません。

④肯定的な可能性に目を向けて生きる

このような四つの態度を言うと、心構えばかりで現実とはかけ離れたことのように受けとる人もいるかもしれません。

個人的にはそう願って生きようとしても、社会や会社の論理が許さないこともあるでしょう。個の最適は必ずしも全体の最適とはならないように、個の論理と、社会・会社の論理は合致しないこともあります。

そのように、自らの積極の心と相対するような現実が起こったら、現実の大義名分に合わせてやりくり算段するマネジメントが大切になるのです。

この「マネジメント」という言葉は、えてして、人を都合のいいように枠にはめるという意味、つまり「コントロール」することのように使われがちですが、本来の意味は違います。

例えば、目標管理ということが昔から言われますが、その本当の目的は、組織の考える目標と働いている個人の目標を一致させることです。そしてそれを実現するために努力することが、「マネジメント」なのです。

ですから、会社と個人の論理に矛盾が起こった場合にも、一方的に個人をコントロールしようとするのではなく、それらを合致させるために、マネジメントすることが肝要なのです。

一言でいえば、「コントロール」は、型にはめるという意味です。

一方の「マネジメント」は、「処理する」という意味です。つまり、ないないづくしのところでやりくり算段するという意味です。

そうして大事なことは、そのような姿勢で、肯定的なほうに目を向けることなのです。

例えば、野球で九回裏、ツーアウトでバッターが打席に立ったとしましょう。このとき**「打てなかったらどうしよう」と心配するバッターは、まず、打つことができないでしょう。**またこのときになっても、監督の指示を仰ぐ人がいますが、監督ではなく、自分でマネジメントをしなければなりません。

いい球が来たら打つ、悪い球は打たない——それしかないはずです。監督には次の球がいいか悪いかなんて、わかりません。その瞬間に、バッター自身が判断するよりほかないのです。

そして、「一打入魂、打つぞっ」、そう考えて、確信を持って打つ。そのときに初めて、逆転勝利の可能性が生まれるのです。

ビジネスも同じです。一つでも売れたという実績があるなら、そこにお客が買った意味があるはずです。その意味を追いかけて見込み客を増やしていく。そこで初めて成功のチャンスが出てくるのです。

仕事には、物をつくる人、売る人、それを支える人がいます。自分一人で仕事をするのではありません。そして目標は顧客の満足です。

そのなかで、他人に「おめでたい」と言われても、明るく、朗らかに、生き生きと勇気をもって生きることを、自分に課すことです。

そうすれば、ドーパミン、ギャバ、ノルアドレナリン、セロトニンがほどよく分泌され、理想の状態で、ものごともうまく回るようになります。可能性も見えてくるはずです。

こうして、肯定的な可能性に目を向けて生きる——それが「**積極的に生きる**」ということなのです。

⑤自分の限界を自分で決めない

ユダヤ教の経典に、こんな言葉があります。

「神は人間が生まれるときに、必要なものをすべて与えている。しかし、人間はあまりに欲望が大きすぎるので、その人間の欲望には、神といえども応えることができない」

どんな人間も、その人に必要なものはすべて与えられているということです。他人と比較して与えられていないと感じるとしても、他人は他人、自分は自分です。

したがって、劣等感や自分の限界をつくってしまうのは、人間の尊厳をおとしめるものに等しく、不快系を刺激するものでもあります。これは明らかに、発想が間違っているといえるでしょう。

天風先生はその間違いを、このように表現しています。

「ウリの種を蒔いてもナスビはならない。ウリが、俺はナスビになりたかったと叫ん

でもナスビにはなれない。それなら完全なウリになりきったほうがいい。必要としているものをすべて与えられているのだから、ウリとして一〇〇パーセントそれを生かしたほうがいい」

つまらない他人との比較のなかで生きるのではなく、与えられたものでまず自分を生きなさい。目標は自分自身として最高になることだ、と言っているのです。

私たち人間は、宇宙エネルギーの根源主体とつながっています。その根源主体を人間は「神」と表現してきました。だから、私たちは神と同じように生きることができるのです。これは「神人冥合」の境地です。ところが、人間はいろいろな欲望を持っており、その「我」が邪魔をするために、神にはなれないのです。

ただ、仏は余計な欲望を断ち切って生き、そして最高の人間になりました。釈迦自身はしかし、自分が神のような存在になったとは言っていません。「最高の人間になった」と言っているのです。

仏になろうとして努力して修行する人間を、仏教では菩薩と呼んでいます。天風先生は、私たちもせめて菩薩になれるように努力しようと言っているのです。

ところで、人間の心身の安定、心のやすらぎに関与する、セロトニン。前にも申し上げたとおり、釈迦はこのセロトニン研究のエキスパートだったともいえるでしょう。修行はきっと、そのための実験だったのでしょう。そのセロトニンが多く存在する縫線核は「調和の脳」といわれますが、釈迦が「調和」を説いたことと一致します。すごいですね。

もし私たちが勝手に自分の限界をつくってしまうと、この調和も乱れてしまうのです。

どういう姿で生まれようと、どんな立場に置かれようと、与えられた生命を一〇〇パーセント燃焼して生きる義務があるのです。あなたが今生きている現場です。

しかし、現実には、その逆を生きようとしている人が実に多いのです。

人間は元来、保守的にできています。だから変化を嫌うのです。また、新しいことをしようとすれば、反対する勢力が必ずや出てきます。それもまた、できないことの理由にしてしまいがちです。

このように人間は、往々にして自分の限界を勝手に決めてしまい、そしてそれを自分の手かせ足かせにしてしまいます。脳内伝達物質は無限にあるのに、勝手に抑制しているのです。そして自分で人生のチャンスを放棄しているのです。ノルアドレナリンだけを放出し続けていては、うつにもなってしまいかねません。

何より、こうして自分で自分の人生のチャンスを放棄してしまっていることに、気づかなければなりません。

あなたに不可能はありません。あるとすれば、それはあなた自身がつくっているのです。

⑥「どうせやるなら、どんなことも明るくはつらつと」

自分の置かれた環境や状況に、やたら一喜一憂する人が少なくありません。これでは、ノルアドレナリン作用によって不安は増える一方です。それに、血糖値の変動も激しくなります。そんな心身に追い打ちをかけるのが、ファストフードやジャンクフード……。

考えてみれば現代社会は、ストレスのない人がいないわけがない、そんな状況です。

しかし実はここで、〝心の強さ〟が試されているのです。

こんな世の中でも成功した人はたくさんいます。そんな人たちは異口同音にこう言います。

「もし、あそこで腐っていたら、今の仕事で成功することはなかったでしょう。ほかの仕事でなくてよかったと思っています」

天風先生は、

「どうせやるなら、どんなことも明るく朗らかに、はつらつとやれ」

と言っています。これは、「やる気・快感サーキット」そのものです。

「経験は買ってでもしろ」とよくいわれますが、実際、どんな経験でも必ず役に立つものです。ですから、例えば嫌な仕事をやらされたときにも、「これはいい勉強になる」と歓迎することが大切です。

そうです。**「一生涯勉強」**なのです。人生という学校で修行しているのですから、エンドレスなのです。終わることがないのだったら、自分のキャリアを一つ増やせる貴重なチャンスと思えばいい。そういう積極的な心が運命を拓いていくのです。

反対に、不平不満ばかり言っていたら、〝心の風邪〟、うつ病になってしまうでしょう。そして何より、たとえ素晴らしいチャンスが目の前に飛び込んできても、つかむことができなくなってしまうのです。

⑦心の持ち方一つで、病気も克服できる

体調が悪いと心までゆううつになるように、体の調子は心にまで影響を与えます。

また、心が病んでくると体の調子まで悪くなります。どちらの影響が強いかといえば、これは明らかに、「心が体に与える影響」のほうが強いといえるでしょう。

それを裏付ける、「脳内伝達物質と病気の関係」の代表例を図示します。

○ドーパミン神経の走行

意欲やパーキンソン病に関連しています。

大脳皮質　線条体　側坐核　脳梁　前頭葉　扁桃　海馬　腹側被蓋　視床下部　下垂体
黒質　小脳　脳幹

○ノルアドレナリン神経の走行

うつ病、不安、自律神経に関連しています。

大脳皮質　前頭葉　脳梁　視床　視床下部　扁桃　海馬　下垂体　青斑核　小脳　脳幹

○セロトニン神経の走行

うつ病に関連しています。

大脳皮質　前頭葉　脳梁　線条体　視床下部　扁桃　海馬　下垂体　縫線核　小脳　脳幹

■脳内伝達物質と病気の関係

ドーパミン神経の走行
意欲やパーキンソン病に関連しています。

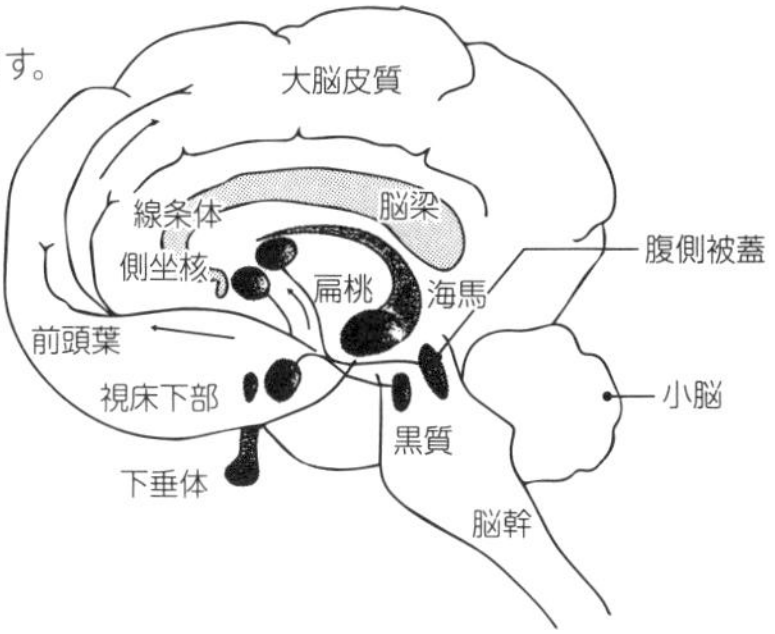

ノルアドレナリン神経の走行
うつ病、不安、自律神経に関連しています。

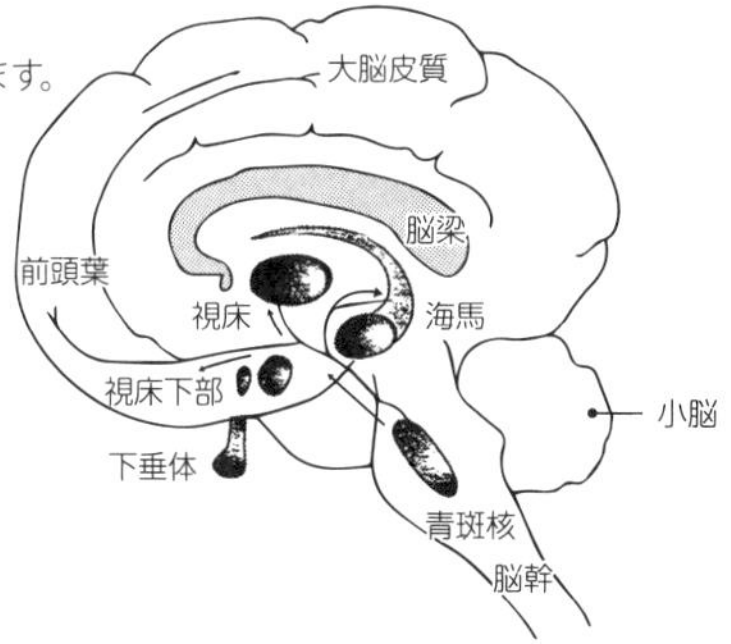

セロトニン神経の走行
うつ病に関連しています。

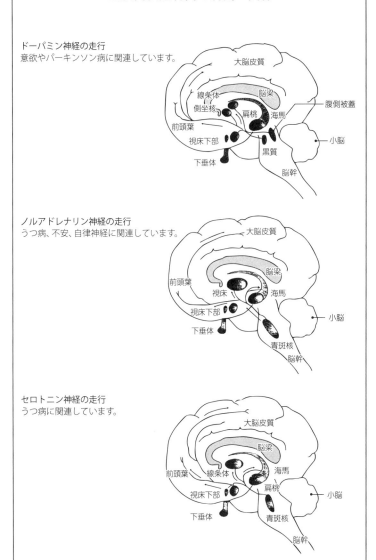

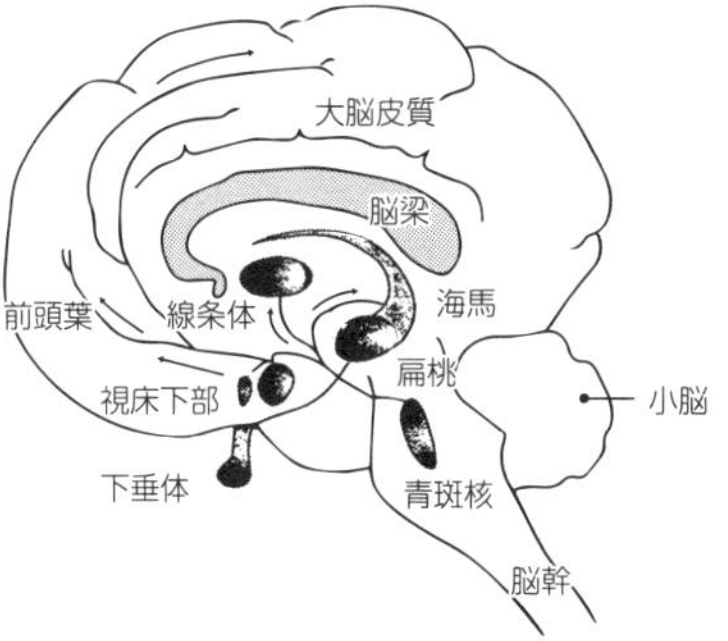

このようなことでいえば、「心身症」というより、「感情病」といったほうがいいですね。

一方で、強い心が病気を克服するということも少なくないのです。

天風先生は、病気の大部分が「感情病」であることを知っていました。天風哲学は、脳内自律神経系の開発、身体の自律神経系の開発をも説いているといえるでしょう。

天風先生ご自身も三〇代で死を宣言されながら、九二歳まで元気で過ごされ、私たちに、

「心の持ち方一つで、病気も克服できる」

ことを証明されています。

積極の心は、体に対し「自然治癒力」、脳に対し「自己治癒力」さらに、「潜在能力の開発力」を持っているのです。

2 不動の心を持つ

①絶対不変の真理を基準にする

天風哲学で言う「積極」とは、強引さや厚かましさ、強さ一点張りというものではないことは、これまでにもお話ししたとおりです。

しかし、私たちは往々にして、消極の反対、消極的でないことが積極的であることだ、と積極と消極とを対にして考えています。

つまり、「怒り・恐れ・悲しみの脳・青斑核」VS「やる気の神経・側坐核」の関係のように考えがちですが、そのような関係とは異なるのです。

天風先生のいう「積極」とは、ドーパミンとノルアドレナリンを「絶対積極」の方向に作用させるようにすることなのです。

つまり天風先生は、他でいう積極と区別するために、天風哲学の積極を「絶対積極」と呼んだわけです。この「絶対積極」は、天風哲学の重要な根本理念の一つと位置付けられます。

これに対して、一般に言われる積極を、「相対積極」と呼んでいます。

相対積極には、常に「比較の対象」が存在しています。「あの人より上手になりたい」「あの人よりきれいになりたい」「あの会社より儲けたい」「あそこがやるなら、自分の会社もやろう」——そういう具合に、必ず相手がいます。

このように相手がいると、いつも相手のことばかりが気になってしまいます。「相手は何をするか」「相手はどんな成績をあげるか」「相手は成功するのか、失敗するのか」……。

そういうことに気をとられると、相手が変わるたびに自分も変わらなければならなくなります。そうすると心が不安定になり、取り越し苦労や神経過敏になります。相手が自分の思惑通りにいかなければ、妬み、嫉み、恨みが出てしまいます。

こうして、青斑核にスイッチが入ってしまい、病的不安に襲われていくのです。最悪の場合は、パニック障害をも引きおこします。

これに対し、「絶対積極」には比較する対象がありません。では、何を基準にしているかといえば、「絶対不変の真理」です。

私たち人間は、宇宙の産物です。「使命」を受けて生命を授かっています。この「使命」とは、生命の進化と向上に貢献すること――絶対不変の真理とは、まさにこのことを言っているのです。

②「信用」はビジネスにおける不変の真理

この「絶対不変の真理」を別の角度で見てみましょう。

例えば、一つの川が流れています。その川は昔から流れているし、将来も流れているることでしょう。川そのものは昔も今も将来も不変です。しかし、その川をよく見ると、流れる川はかたときも同じではありません。

このように、「何事にも変わるものと変わらないものとがある。それを見極め、変わらないものを基準にしていく」のが、絶対積極なのです。

この不変の真理を基準にして、揺らぐことなく絶対積極を進めていく。これを天風哲学では「不動の心」と言っています。

これは、脳内伝達物質が最も安定している状態と言ってもいいでしょう。

ビジネスの世界で言えば、「信用」という不変の真理の一つです。

お客様に喜ばれる商品を、信用を大切にして売る。当り前といえば当り前すぎることです。

今は、ｅ－ビジネスに象徴されるように、商取引の形態は急激に多様化しています。

しかし、商取引の形態がどんなに変わろうと、信用とか、顧客のために役立とうとする精神は、不変のものです。時代に惑わされず、その不変のものを、不動の心を基準にしていかなければならないのです。

③常に変わらないサービスの心・情熱を持ち続ける

絶対積極の心は、その人の声を、動きを、態度を変えます。明るく朗らかにはつら

つと、そして颯爽とさせる。こうして、「やる気・快感サーキット」全開になります。

客商売であれば、「いらっしゃいませ」という声ひとつで、お客様の気持ちを清々しくもさせれば、元気を与えるものにもなるのです。

もっとも、この「積極であること」が、お客さんによって変わるようではいけません。気に入ったお客（好き）には親切で、気に入らないお客（嫌い）には冷たいというのでは、それだけでトラブルになってしまいます。条件によって態度が豹変するのは、本物の積極の心とはいいません。

本物の積極の心を持つためには、ここでも不動の心が必要となります。

昨日と同じ今日はないし、今日と同じ明日もありません。同じお客でも、日々違います。

そのように毎日、環境もお客も変わっていきます。それでも常に変わらないサービスの心、変わりのない情熱を持ち続けるのが、不動の心というものです。別の言い方をすれば、「真のプロフェッショナル・スピリット」ということになるでしょう。

愚痴をこぼしたり、不平不満を言ったり、ひとつのものにこだわったりすれば、脳内伝達物質はいとも簡単にアンバランスな状態になってしまいます。好奇心も達成感も湧かなくなります。

たとえ悪い条件下にあっても泰然自若として積極的に生きることは、難しいものです。しかし、これができてプロなのです。真の不動の心なのです。

④「善」を追求することを基準にし臨機応変に対処する

自然の姿には嘘偽りがありません。四季折々の移り変わり、気候の変化は、自然の法則に従って起きています。台風も起きるべくして起きているのです。これは真実の姿なのです。

この自然の姿を、ざっくばらんな物言いが好きな天風先生は、こう表現しています。

「太陽は、美人にも犬の糞にも、平等に照らすぜ」

太陽の恵みがあるからこそ、万物は成長している。すべての生命は太陽によって育まれているのです。そして、それを意識するしないにかかわらず、私たちは、その自然の姿を見て感動するのです。

太陽の恵みは、セロトニンを活発にし、ノルアドレナリン〜セロトニンの「再吸収ポンプ」を正常に駆動してくれるのです。

朝日に感動するのも、その現れの一つです。それは、朝日の美しさもありますが、万物を平等に照らし、命を育む姿を無意識に感じているからでしょう。

私たちが無条件で自然に感動を覚えるのは、それが「善」だからです。

人のために尽くす無償の行為が人を感動させるのも、「善」だからです。

「生命の進化と向上に貢献する」ことは、宇宙エネルギーの根源主体の意思なのです。

その意思に沿うものは「善」であり、そのような「善」に対して、私たちは無条件に感動するようにできているのです。

この「善」を追求することこそが、積極の心なのです。

そしてこれは、マニュアルでは養うことはできません。

ものごとには、「在り方のシステム」と「やり方のシステム」があります。在り方は「基準」ですから、そこを不動として、その都度やり方を変えながら本来の目的を遂行していくことが重要です。つまり、機に臨み変に応じて――臨機応変に適宜手段を施すことが大切なのです。

言い換えれば、不動の心があるからこそ、自信をもって臨機応変の処置をとることができるわけです。

仕事場にマニュアルがあっても、その本来の目的さえ十分に理解しておれば、ときにはそのマニュアルを破ってもよいのです。そうすることで、相手に対して血の通う心のかたちを示すことができるのです。そこには、仕事に対する不動の心と愛があります。

⑤誠と愛と調和が相互の共感共鳴をよぶ

どんな世界でも、成功をもたらすものは「不動の心」です。

例えば、商品を売る売らないという以前に、人間として相手をいたわる心が、血の通う言葉が大切なのです。

思いやりやいたわりもまた、積極の心の現れです。簡単なようですが、仕事、つまり損得が絡むとこれが途端に難しいものになるのです。だからこそ、どんなときにも、思いやりやいたわりという「善」を第一の基準とする不動の心が、大切になるのです。

最近の企業のマーケティング活動に、「顧客満足（CS運動）」という言葉がありま す。その根本的な意味は、「会社が儲かるか否かを考える前に、まず顧客の満足を優先して考えること」です。そうしないと競争に勝てないのです。

そして、これからは、さらに一歩踏み込んで「顧客感動」ということが問われています。顧客に満足を与えるだけでなく、いかに感動させるかということです。

そこで目指すものは、目に見えるものの満足感だけではありません。生産者と消費者、売り手と買い手、相互の共感共鳴による心の響き合いを目指しているのです。

そこに嘘は通用しません。人間の活動も、すべて本心、良心に基づいたものが求められるというわけです。

そこでは自然の持つ「真」と「善」と「美」、すなわち誠と愛と調和という「不動の心」が基調にならなければなりません。

⑥常に平静、沈着、平和で光明に輝いている

人間は自分の使命を忘れ、目先の欲望を追いやすいものです。企業もまた、社会貢献という本来の目的を忘れて、一時的な利益追求に目を奪われることが少なくありません。

そのために、不変の真理を基準にして行動することが、組織の中では異端に見られてしまうことも、少なくないのです。

またそれゆえに、一時的には不遇になることもあるでしょう。不変の真理に目を向け、不動の心を貫くのは、決してやさしいことではないのです。

しかし、信念をもって行動したのであれば、たとえ左遷されても悔いることはありません――といっても、不動の心がなければ、それも難しいことかもしれません。しかし、その不動の心は、元気に明るく生き生きという積極の心がなければ、維持できるものではありません。

不動の心は、宇宙の根源主体が基準となっていますが、それは同時に、自分自身の内なるものでもあります。他人の目からは、非常に判断しにくいものです。そのために、誤解を受けることも少なくないのです。

勝海舟は下級武士でしたが、幕末の混乱期に取り立てられて活躍の場を得ました。徳川幕府の代表者として西郷隆盛と会談し、江戸城の無血開城を成功させた人です。もともとは幕臣だったのですが、維新後も明治政府に仕えています。

しかし、「忠臣二君に仕えず」という言葉があったくらいですから、敵対した政府に仕える勝を悪く思っている者も少なくありませんでした。勝はそれを面と向かって問いただされたこともあります。

「あなたはかつて幕臣だったのに、今は明治政府に仕えている。どういうことだ」

勝は顔色を変えることもなく、歌で答えました。

「晴れてよし　曇りてもよし　不二の山　元の姿は　変わらざらまし」

幕府とか政府とか言うが、どちらも日本である。私は日本の国を考えているのである――と、勝は言ったのです。勝は、常に自分の心の主人となっていました。それゆえ、他人の思惑などまったく気にならなかったのです。

明確な目的意識をもつことによって、やる気はコントロールされます。前頭連合野からの明確な目的意識は直接、「やる気・快感サーキット」を駆動させ、全般を広く、強く駆動させるのです。

これで、人から何を言われても勝は泰然自若としていられたのです。

不動の心を持つ人は、常に平静、沈着、平和で光明に輝いています。それは本当の積極の心を持っているからでもあるのです。

⑦真実の言葉を自分に念じて、実行の駆動力とする

積極の心は、絶対できるはずだという信念が基本になければなりません。「目的意識」を、明確に、正確にすることです。

信念は、念願達成の原動力です。信念が揺らいでいれば、何事も始まりません。

信念とは、真実の言葉を自分に念じて、実行の駆動力とするものです。そして、心

を不動にするものです。

豊臣秀吉の草履取りの話は有名ですね。これこそ、「信念」のなせる業を如実に語っているものです。

また、日本郵船三代目社長・近藤廉平氏いわく、

「つまらぬ仕事でも、実務社会ではいずれも重要でないものはない。これをよく辛抱して仕上げる覚悟がなくては、決して実務社会で成功することはできない」

このように、どんなことにも全力投球をして仕上げてきた経験がなければ、信念を持つことはできないのです。

「獅子は小虫を食らわんとしてもまず勢いをなす」

という言葉もあります。どんなとき、どんな些細なことも、やる以上は努力を惜しまず真剣にやること。必ず全力投球をすること。その「必ず」という習慣が、不動の心を培うのです。

行動は、十分な知識と磨き抜かれた技術によって確かなものとなります。これも記憶の脳「海馬」のなせる業です。そうしてこのことが、自信と機会を増幅することに

なります。

脳内伝達物質を全開して全力投球しなければ、半端な知識と半端な技術しか得られないのです。積極的・肯定的なひたむきな行動が、不動心をつくっていきます。

A6神経が前頭連合野に向かって、全脳を挙げ、ノルアドレナリンを使って、駆動する——このときには、少しの迷いも、狂いも、許されないのです。「不動」でなければならないのです。

そしてその不動の心が、命のエネルギーを活性化していくのです。

3 寛容の心を持つ

①勝ち負けだけの発想・見方を多元的に広げる

天風先生がテニスに興じていたある日のこと。負けたときに、弟子が「先生、負け

ましたね」と声をかけると、先生は、

「バカヤロー、向こうが勝ったんだ。次は俺が勝つ！」

世の中は、自分に都合のいい結果ばかりが出るわけではありません。実力伯仲の勝負事なら、一〇回やれば五回は勝ち五回は負ける確率です。つまり、五回喜び、残りの五回は悲しむ、ということ。

それだけならいいのですが、負けをいつまでも悔やむのはどんなものでしょうか。日曜日にゴルフをした翌月曜日の会話が「一二番ホール。あの一打さえなかったら」などと、上手くいかなかったことをいつまでも引きずっているなど、つまらないと思いませんか。

その点、天風先生には、どこにも負けがない。自分が五回勝ち、相手が五回勝った――そういう発想で、一〇回全部を楽しんでしまうのです。

泣いて生きるも一生なら、笑って生きるも一生。どちらが楽しい人生であるかといえば、もちろん明るく笑って生きるほうでしょう。「おめでたいヒト」と言われても、楽しくなるように物事を見たほうがトクというもの。

明るく、朗らかにという積極の心、それをいかなる条件下でも、という不動の心は、そのためにあるのです。

とはいえ、現実には、なかなか積極の心、不動の心を保ち続けることは難しいものです。つい相手に負けたくない、相手よりも勝りたいという気持ちが強くなる。それで勝てればいいのですが、負けると、次には相手をやっつけようという発想をしてしまいます。すぐに絶対積極ではなく、相対積極になってしまうのです。

積極の心、不動の心は、相手に拮抗する相対積極を否定するものです。しかし、そんな理屈だけでは、現実に相対的積極を乗り切れないことがあります。

では、どうすればよいのでしょうか——。

ここで、皆さんももう、ノルアドレナリンの作用を理解されていることと思いますが、A6神経も、青斑核も、ノルアドレナリンが関与しています。

相対的積極は、いってみれば、その興奮系神経伝達物質の「ノルアドレナリン」効果なのですが、ここで、興奮を鎮める作用のある神経伝達物質「ギャバ」が働いてくれることで、クリアできるのです。人間はうまくできているもの、素晴らしいですね。この素晴らしさを発揮させるために、天風先生は、「寛容の心」の必要性を説いたのです。

テニスの例でわかるように、どんな物事にも二面性があります。

電気にはプラスとマイナスがあり、磁気にはNとSがあるように、自分の負けも相手の立場に立てば、勝ちなのです。このように試合や競争にも、「二面性」があるのです。

連戦連勝で勝ってばかりいる人生が、成功の人生ではありません。というより、勝ってばかりいる人生など、どこを探してもないのです。

負けることを含めた人生を成功に導くには、勝ち負けだけの一元的な発想や見方を、もっと多元的なそれに広げる必要があります。

それこそが、「寛容の心」なのです。この「寛容の心」を通じ、「天風学」の真髄をいっそう深く理解して頂ければと思います。

②美しく生きることは、心の豊かさが世の中の愛と平和につながる

天風先生は、健康というものはたんに自分の幸せのためではなく、人をも幸せにしなければ意味がないと言われました。そして、人を幸せにしようとしても、自分が健康でなければ、それはできないのです。

ここでいう「健康」とは、本当の愛と平和を通じて人の世に貢献し、自己実現するということ。それが「真の健康」なのです。

健康なくして幸福も仕事もありえません。健康は、活き活きとして、来る日来る日が楽しくて仕方がないという美しい生き方の中にあります。

インドの古代仏教に、

「滅びゆくものを悲しんではならない。過去をうらんだり過去をふり返ったり悲しんだりしてはならない。常にどんなに年をとっても、昨日とはちがう明日をどう迎えるかが大切である」

という教えがあります。

美しく生きることは、自分だけでなく、周りにいい影響を与え、それによって生じる心の豊かさが世の中の愛と平和につながっていくものです。**どんなに年をとっても、どんな状態になっても、自分が暖かい光を放つ発光源であり続けるのが、健康というものなのです。**

一人の人間が、たとえ飼い猫にとってでもいいから、いなくては困る存在であること、それを自負できる生きざまがあってこそ、健康といえるのです。

そして人は、誰しもそうした健康を選ぶことができるのですが、ここで何より申し上げておきたいのは、**「甘ったれるな」**ということです。

健康は、他人や神様に頼んでもたらされるものでは、ないからです。

私たちの生命は、遠く地球の原始の海から生まれたといいます。その地球は太陽系から生まれ、太陽系は銀河系から、銀河系はさらに遠く宇宙創成のビックバンによって生まれた。したがって私たちの生命のエネルギーは、このビックバンの元のエネルギー（気）と結びついているのです。

この「元の気」との結びつきに対して、素直で敬虔な気持ちをもち、人間として生かされているゆえに与えられている自らの「使命」に気づいて、真人生の確立を求めること。

これこそ、「元気」の人生革命です。だからこそ、天風先生はこう叱咤するのです。

「私は力だ、力の結晶だ」

——と。

もともと人間は、健康で長生きできるものを与えられているのです。ですから、他者依存する前に、自分の「元気」を自らとり戻すべきなのです。

そのためには、まず自分に対しては「清く、正しく、強く、尊く」、そして他人に対しては、穏やかに、なごやかにして、自分を真の意味で大事にすること。

それだからこそ、「元気」と自分とを結びつけるバルブを閉じてはならないのです。

そして〝絶対積極の心〟こそが、そのバルブを開く鍵となるのです。

③白黒だけでなく灰色も受け入れる心をもつ

四季折々の花鳥風月に恵まれた私たちにとって、神様は自然を動かす霊妙な力をもった存在といえます。清浄で畏れ多い極みですが、同時に身近で親しみ深く、ときには、一緒に遊んでくれる存在なのです。人は神ではありませんが、神に同化することはできるのです。

それゆえ、〝神〟と〝God〟は違うのです。同じように〝霊〟と〝みたま〟は違うし、〝生命〟と〝いのち〟も違う――。

このことを、論理的には説明できなくても、日本人にはなんとなくわかるのです。

時代の最先端をいく原子力関係の施設の地鎮祭には、各界の有力者が集まります。そこに神主さんが現れて、お祓いをする。そうして参列者は神妙に頭を下げている……。

日本では、そこに何の矛盾もないのです。日本人は、仏教を信じながら神社で手を合わせる人がいくらでもいます。正月になれば、国民の三分の二が何の抵抗もなく、神社に初詣に出かけるのです。

今でこそ、仏壇も神棚もないという家庭も若い世代では多いのですが、かつては家に仏壇と神棚が同居して祀られているのは、ごくごく普通のことでした。生まれながら身近に仏教や神道に触れ、何となく信じていながら、平気でキリスト教の教会で結婚式を挙げる。

子供が生まれたら神社にお宮参りをし、死ねばお寺のお墓に入るのを、誰も疑いません。

弘法大師が言うように、「萬教帰一」の心が自然に受け入れられているのです。

これも、キリスト教やイスラム教文化圏の国の人々から見れば、とんでもないことをする国民に映るでしょう。

しかし、日本人は、宗教、無宗教を超えて、あるいはそれ以前に、自然を通じて深い信仰心の中に生きているのです。

「何事のおわしますかは知らねども、かたじけなさに涙こぼるる」

なのです。

「あれかこれか」ではなく、「あれもこれも」なのです。

白黒だけでなく、灰色も対立させることなく受け入れる心を、もともと持っているのです。

それゆえ、日本には欧米に見られる宗教戦争のような無用な争いはないのです。

白か黒かではなく、灰色もある。自分が白だと思うことを他人が黒だと思えば腹が立つ。けれど、それを受け入れてしまう――。

天風先生は、そういう広い選択肢を受け入れる寛容の心が必要だと、説かれたのです。

④強さだけでなく他を包み込むやさしさと和らぎの心

この世の中、「理論と実践の違い」、つまり「言っていることとやっていることが違う」ことなんて、ザラにあります。

有名な不眠症の権威が、不眠症に悩んでカウンセリングを受けている話など、まだまだ序の口。

ある有名な禅の学者が人を集めて仏の道について話をしていた、その話が佳境に入ったとき、ゴキブリが出てきました。この学者先生、よほどゴキブリが嫌いだったのか、話を止めて、傍らの新聞紙を丸めるや否や、目を剥いてゴキブリを叩き殺してしまったのです。話を聞きに集まっていた人は、見てはならぬものを見た面持ちで顔を見合わせたそうです。

さて、天風先生の場合はどうでしょうか。こんなことがあったと聞いています。

夏の夜、弟子たちとくつろいで談笑しているときに、腕に蚊がとまりました。「先生、蚊が……」と弟子が教えると、蚊を見て、先生はこう言ったのです。

「朝生まれ、晩には死ぬような短い命の蚊だ。思う存分吸わせてやれ。蚊に吸われたくらいで血はなくなりはしないよ」

これが、天風先生の説く「寛容の心」の大切な面なのです。

自分には厳しいが、他人に対しては、深く包み込む優しさと、清濁併せ飲む寛容さ。

これが、天風先生の「寛容の心」の特徴の一つです。

寛容の心で、天風先生が強調されたもう一つ大事なことは、「和らぎの心」です。天風先生が好んだ、三代将軍家光と柳生十兵衛と沢庵和尚の講談のなかにも、それは現れています。

例えば、沢庵和尚の「泰然自若」の態度です。

あるとき沢庵和尚は、虎の檻の内へ入っていきます。はじめ一瞬、和尚はとまどったのでしたが、禅の道から死を超越することを説く立場にある和尚は、「虎に食われるのも一興だ」と、ゆっくりと歩を進めたのでした。

すると、柳生十兵衛におびえ、檻の隅っこで小さくなっていた虎が、急に立ち上がって沢庵和尚に近づこうとしました。やがて虎は、懐かしそうに沢庵和尚の足に体を擦り寄せて甘えてきた、という話です。

この話から天風先生は、「人間は強いだけではいけない。他を包み込むやさしさ、寛容さが大切だ」と言うのです。

天風先生自身、似たようなことを実際に体験したという、次のようなエピソードも残っています。

天風先生がヨガの修行をしているときのことです。

先生は、滝の側の岩の上で瞑想をしていました。そこにヒョウがやってきます。ヒマラヤのヒョウは特にどう猛なことで知られ、修行中に食われて死んだ人も多いと、天風先生も聞いていました。

ヒョウが来たのはわかったが、もはや逃げる時間はありません。逃げて殺されても座って殺されても同じなら、逃げて殺されるぶざまなまねはしたくない――覚悟を決めて、天風先生はそのまま座っていました。

すると、どうしたことか、膝の上が急に重くなったのです。なんとヒョウが、天風先生の膝の上に乗っていたのです。

天風先生がそれでもそのまま瞑想を続けていると、ヒョウは昼寝を始めます。重いなあと思いながらも先生は、そのまま瞑想を続けました。やがて目を覚ましたヒョウは背伸びをし、ゆっくりと去っていきました。

ちょうどその頃、カリアッパ師は、天風先生を迎えに山道を登っていました。途中、ヒョウがカリアッパ師の目の前を満足気に悠然と横切っていきます。いつも見るヒョウは腹を空かし、物欲しそうに歩いているのに、このヒョウはいかにも満足そうな顔をしています。

これを見て、カリアッパ師は愕然としました。

「とうとう天風も食われてしまったか……」

慌てて見にいくと、天風先生はまだ瞑想をしています。

「おい、お前、生きておるか」

「生きております」

「今、何かに会わなかったか」

「ヒョウに出会いました」

「どうした」

「私の膝の上で昼寝をして、今、去っていったところです」

このときカリアッパ師は、「もうお前は日本に帰っていい」と天風先生に言ったのでした。

この話は、「和らぎの心」の究極と言っていいでしょう。オカルトか講談話のように聞こえるかもしれませんが、このように奇跡のようなことも起こしてしまう心の状態を、天風先生は大切にしたのです。

ちなみに、天風先生の師である頭山満翁も、ときの総理が震え上がるほど威厳のあった人物でしたが、一般の人々からは「慈父の如し」と慕われた、優しさに満ちた人でした。天風先生とは共通するものがあったようです。

天風先生は、「犬の側を通って吠えられるようではダメだ。修行していれば、犬は吠えないよ」と言われたそうですが、これは、武道にも相通じるものがあります。

日本の武道には、「相打ち」と「相抜け」というものがあります。

相打ちは、力と力とが真っ向からぶつかり合うもので、ぶつかった瞬間に力の優ったほうが勝ちます。ただし、負けたほうは必ず仕返しの気持ちが湧いてきて、その戦はいつまでも続くことになります。力と力の対決は、果てしないリベンジの繰り返しとなるのです。

これに対し、相抜けは、相手と対立はしません。超然とソッポを向きます。スキだらけに見えますが、柔軟で自在の姿は、かえってスキがなく、相手は打ち込んでいく機会がないのです。やがて相手の一人芝居のようになって、戦意を失い去っていくというものです。

熊と突然出会ったときに、最初はキチンと対峙し、しばらくしてから目をそらすと熊は逃げていくという話がありますが、これと似たところがあるかもしれません。

この相抜けの心こそ、「和らぎの心」なのです。

もちろん、よほどの達人しかできないものです。素人が簡単にできるようなものではありません。本当に強さをきわめた人だからこそ、持てる心なのです。

寛容の心は、そこまで追求していかなければならないのです。

⑤「赦す・赦さないではなく、忘れてしまえ」

宗教の世界では、よく「他人の間違いを許せ」と説かれています。

例えば、聖書にはこういう一節があります。

「イエスは弟子たちに言われた。『つまずきは避けられない。だが、それをもたらす者は不幸である。そのような者は、これらの小さい者の一人をつまずかせるよりも、首にひきうすをかけられて、海に投げ込まれてしまう方がましである。あなたがたも気をつけなさい。もし兄弟が罪を犯したら、いさめなさい。そして悔いあらためれば、赦してやりなさい。一日に七回あなたに対して罪を犯しても、七回、悔いあらためます、と言ってあなたのところに来るなら、赦してやりなさい』」（ルカによる福音書第十七章）

また、「ヨハネによる福音書第八章」には、こういう話もあります。

イエスが民衆に教えを説いているところに、律法学者たちが姦通の現場で捕えられた女を連れてくる。そして、イエスを試すために質問をします。

「こういう女は石で打ち殺せと、モーセは律法の中で命じています。ところで、あなたはどうお考えになりますか」

これに対してイエスは、「あなたたちの中で罪を犯したことのない者が、まず、この女に石を投げなさい」

と答えるのです。

「だれかがあなたの右の頬を打つなら、左の頬をも向けなさい」（マタイによる福音書第五章）というのも有名な一節です。

ともあれ、キリスト教は旧約聖書で、「厳しく裁かれる罪を赦す」ことが教えのテーマのひとつになっていると言ってもいいでしょう。

一方でイスラム教には、「目には目を、歯には歯を」という考えがあります。

これはもともと古代からの慣習法であったもので、日本人はリベンジだと解釈していますが、実は違うのです。

本来は、人間はカッとなって逆上してしまうと何をするのかわからなくなることへの、いましめなのです。

小さな罪なのに、命を奪うことまでしてはならない。それゆえ、「目には目を、歯には歯を」というように、「せいぜい同じ程度の罪で赦してあげなさい」ということなのです。

それは、テロなどの報復攻撃を生み、繰り返されて拡大されていくことへの、「救済の教え」なのです。

キリスト教やイスラム教が世界的な宗教になったのは、こういう普遍性をもつ教えだったからです。

ともあれ、人を赦す、罪を赦すというのは、人間にとって大きなテーマなのです。

それほど大きなテーマであるだけに、「人を赦す」というのは、実に難しい。自分の意に反することをした人を赦すということは、なかなか困難です。

人を赦すことによって価値を認め、赦そうとし、赦したつもりでも、すぐに恨みや怒りが頭を持ち上げてきてしまいます。そして、逆に怒りが増してきたりするのです。

赦せない相手の存在が、心の中で大きくなってくることもあります。

「赦す」というのは、それほど難しいことです。

そこで天風先生は、

「赦す・赦さないではなく、忘れてしまえ！」

と言ったのです。

もちろん、忘れることもそう簡単なことではありません。しかし、先生に「忘れてしまえ！」と言われて実行するようにしたら、確かに赦すよりはやさしいと思いました。

「赦す、赦さない」といっている間、思っている間は、どうしても相手が頭から離れません。ですから、「赦せ」と自分に命じた次の瞬間に、「赦せない」という、もう一つの声が聞こえてくるのです。こうして「赦す、許さない」が堂々巡りしてしまうのです。

一方で、「忘れなさい」と自分に命じると、そこで思い出しても、もう一度「忘れなさい！」と命じれば、忘れられるものです。そうすると、「赦す、赦さない」で堂々巡りするようなこともありません。

こればかりは実行してみなければわかりませんが、非常にすぐれた方法だと思います。

これこそ「寛容の心の極意」と言っていいでしょう。

「赦す」に代わる「忘れてしまえ！」は、ちょっとしたものの見方のチェンジです。「心の置きどころ」を変えることです。実際天風先生は、この心の置きどころを非常に大切にされたのでした。

そして、どうせなら、積極的なほうに心を置こう。本当に積極的なほうに置くなら、条件によって変わることのないようにしよう――。

それが「不動の心」になります。不動の心は、相手が自分の思い通りにいかないからと腹を立てたり、悲しんだりはしません。それはまさに「寛容の心」に通じるものです。

つまり、「積極の心」と「不動の心」、「寛容の心」は、〝三位一体〟なのです。

そしてこの三位一体が、天風哲学でいう「心の姿の根本義」なのです。

「知・情・意」が人間精神の根本

「積極の心」、「不動の心」、「寛容の心」についてはもうすでに理解されてきたと思いますが、ここで最も基本的なことを、今一度考えてみましょう。

つまり、「知・情・意」の全体的な活動ということに、あらためて目を向けて頂きたいと思います。

智恵や知識（＝知）、そして気分や感情（＝情）、さらに意志や意欲（＝意）、そういうものの総合として、人間は様々な心を抱きます。そこに人間だけに特有の精神が育ってきます。これが霊長類のトップランナーとしての人間精神なのです。

人間が「知・情・意」に到る過程で、その母体となるのが、この人間精神の土台です。

「欲の脳」（視床下部）、「表情・態度の脳」（大脳基底核）、「好き嫌いの脳」（扁桃核）、

「記憶の脳」（海馬）、「やる気の脳」（側坐核）までは動物だってあります。ここより上位の「記憶・学習・言語の脳」（側頭葉）、「意志・創造の脳」（前頭連合野）、「人間精神の根底（腹側被蓋野）、「人間の運動系のムード作り」（黒質）は、人間しかないのです。

「私」だけにこだわって生きている人は、下位の脳だけ使って、感情のみで生きている動物と同じなのです。ここはステップ・アップしましょう。

ところで、この人間精神の土台とはどんなものなのでしょうか。

天風哲学は、科学で証明されたもの、まだ証明されていなかったものを、真理として、生命生存の法則として、私たちにわかりやすく説明してくれ、未来に向かってのHow to doを示してくれています。

今後、科学が発展し、解析されることもあるでしょうが、人として、この世に生をうけたものが、強く、長く、広く、深く生き抜くための天風流「知・情・意」をお話ししておきます。

まず、人間は、「感情の動物」だといいます。

感情（フィーリング）は、人間の心の動きです。例えば、プレゼントをもらって嬉しいとか、愛犬が死んだから悲しい、というようなものです。

けれど、人間には感情に到る前段階があるのです。それは心の「気分」です。実は、様々な精神活動が行われるのも、この「気分」が発端になっているのです。

そして、そのさらなる根源にあるものが、

「情動（エモーション）」

です。

このエモーションを生み出すのが、大脳辺縁系の役割です。

ここで注意していきたいのは、「感情」と「情動」には、違いがあるということです。

「感情」は、例えば芸術的なものに対して心が動かされること、あるいは人と人の間に浮かんでくる「この人はいい人なんだなあ」とか、「愛している」といった心の動きです。

一方の「情動」は、もっと本能的な心の動きなのです。

例えば、非常に素朴な意味での怒りとか恐れなどは、この情動に属しています。動物が本能的に持つ見えない敵への恐怖などが、この情動にあたります。

地下水が地表に出てきて流れていくさまに喩えれば、地下水が情動で、地表に出てきた流れが感情といえます。

この情動、すなわち最も素朴な段階での喜怒哀楽を担当しているのが、大脳辺縁系です。ですから、大脳辺縁系は「喜怒哀楽の脳」と呼ぶことができるでしょう。

情動と感情は、人間が生きていく上で非常に大切なもので、もし感情が湧かなかったら人間はなにもする気がなくなってしまうのです。やる気というものを考えた場合、いつでも感情がそこに伴っています。

感情がなければやる気もない、石のように押し黙ってしまうだけになります。

そうなると、「積極の心」、「不動の心」、「寛容の心」など、明後日の先の先の話……になってしまいます。

さて、「感情」、「情動」という言葉をここでよく見てみてください。それぞれ「情」という字が入っていますね。

「情」はいうまでもなく「知・情・意」という、人間が人間であるための根本の一つに通じるものです。

また、右脳が「感性の脳」だというときの「感性」とは、この感情のことでもあるのです。

このように大脳辺縁系は重要な役割を担っているのですが、この構造はかなり複雑になっています。大脳辺縁系は一つの脳ではなく、たくさんの脳の集団なのです。

欲の脳（視床下部）の前部は直接、人間精神を創出する大脳の精神系と直結しています。そして、情動（喜怒哀楽）を発する原始的な大脳、大脳辺縁系と直結して、この大脳辺縁系のすぐ前に、人間精神を創出する人間の脳、大脳新皮質の前頭連合野が接続しています。

つまり、欲の脳で「意」、情動の脳で「情」が作られ、最後に前頭連合野を中心と

した大脳新皮質で「知」が作られているのです。

「知・情・意」が、この前頭連合野でまとめられ、人間精神として創出されているのです。

これこそが、人間精神の根本といってもいいでしょう。

天風先生は、人生の目的は人に役立つ完成であると言いました。

人として、その最終目的は、世の中に貢献することである。その最終目的を認識しないため、また忘れるために、本来の目的とは逆行することがある。自分だけの利欲、功利、名聞にとらわれて、目的を忘れてしまう——。

天風先生は、世の中に貢献するためには、自分の健康と運命をしっかりと扱えなくてはならないと説いています。

もっとも天風先生は、こういう病気にはこういうことをしろというような病気の治療法を教えてくれたわけではありません。エゴに、我がまま、嫉妬、甘えに、「言うが勝ち」の現代に、心身統一法は必要であり、西洋医学の足りない部分を補ってくれ、人として、霊長類のトップランナーとしての自信を与えてくれているのです。

もちろん、心身統一法とて、すべての病気を治せるというわけではありません。身体の病は体の故障かもしれませんが、しかし、「病が心がつくっている」ことをあらためて考えなければなりませんし、それなりの治療法も必要です。

天風先生は言っています。

「死ぬような病は、一生に一度しかない。病の度に心まで病ますまい」

と。

寿命のある限り、本来、人は死なないようにできています。体には自然治癒力、脳には自己治癒力、それに潜在能力が備わっているのです。

だからこそ、生きている間は、健全な心身を保持することが大切と、説いているのです。

天風先生は、この素晴らしいパワーを、人間すべてが持っているのだと説かれました。そして、本来持っているエネルギーを引き出すための具体的方法、考え方を示してくれたのです。

急激に変化する時代だからこそ、このような人間本来の命を活かす力強い「天風健康学」が必要なのです。

この本の構想を考えながら、シンディ・エンジェル著『動物たちの自然健康法』という本を読んだのですが、「人間なんて、なんだよ。ひでぇもんだなぁ」と思いました。

人としての使命を追及していただきたい、というのが、本書の主題です。

そこで最後にひとつ、皆さんがその使命をよりよく果たせるようになるために、「天風式〝体を正しく動かす〟方法」を、以下に伝授しておきたいと思います。

◆天風式〝体を正しく動かす〟方法

～勇気を出して、身体を動かし、脳内バランスを整えよう！

人間だってしょせんは動物であり、動物として造られたのです。その昔、ジャングルを捨て、サバンナをめざしたときから、山野を駆け巡って、獲物を求めて生きてきたのです。

それゆえ、脳も体もそのように進化・向上したのです。

たとえ病があろうが、運命に非なるものがあっても、一生は一度しかありません。

勇気を出して、動かしてみましょう。

体を動かすことや運動することは、脳や全身によく、「心」も晴れやかになります。

これは誰でも常に心掛けるべきことです。無理なことはいけません。

ガソリンが生んだ現代文明、それは感謝してもしきれない恩恵ではあります。しかし、自動車にしても、仕事にしても、座っていることが多く、いざ歩こうとしても、ついつい「動く歩道」なる便利なものを使ってしまいがちです。

しかしこれは、原始の人間の本性を忘れた、危険なことなのです。ともすると、人間の脳の衰退、人類衰退の原因にもなることです。

また、脳内のアンバランスは文明のアンバランスも生んでしまいます。

そうならないためにも、とりあえず、動くことです。

まず、朝起きたときには、一晩お世話になった布団をたたみます。食事のあとには、食器をかたづけます。

日本人は、「運動をしましょう」とすすめると、「では、ラジオ体操をやります」「散歩をします」ということになります。

「ラジオ体操」はしかし、中高年者にとって、かならずしもいい体操とはいえません。錆ついたビーフジャーキーのような筋肉、動かない関節に対し、音楽にあわせて、軽快（？）に、「ボキ」「バキ」「バリ、バリ」と動かすことによって、不快系回路に火をつけてしまいます。

ビーフジャーキーのような筋肉、支持性を失った筋肉で、しかもクッション性のない靴を履いての散歩もよくありません。

運動の極意、これは実は「デート」と同じなのです。

下準備があってこそ、目的が達せられるのです。

さらに、痛いこと、いやなことはしないことです。

家を建てるときと同じです。家を建てるときには、基礎を固め、土台を作り、上物をつくりますね。基礎づくりもせず、第二義的なことだけをすれば、結局、壊れてしまうだけです。

もちろん、瞑想をしなさいとまでは言いませんが「ストレッチ」だけでも始めましょう。

ストレッチは、ヨガを科学的に分析し、「ここの筋肉は、これ。あそこの筋肉はこれ」といった具合に、一つの細胞をゆっくり、ゆっくりと、四〇秒位伸ばしてやるのです。

これを半年も続けていると、体がぽかぽかとしてきて、風呂上がりのような感じを得られるようになります。これが、ストレッチング感です。

「人間たまには蛇になってみよう」という言葉がありますが、実際、蛇の首ったまを持ち、引き伸ばしてやると、蛇は気持よくなるそうです。この心地よさがいいのです。

ヨガは、性欲・食欲から悟りの世界へ導いてくれますが、私たち凡人には悟りの境地までは無理でしょう。

けれど、快楽物質のエンドルフィンを効果よく分泌するのには瞑想がいちばんよいとされていますが、その境地には近づくことができます。


また、散歩をするというのであれば、太陽光の下で、リズミカルな軽い運動ないし散歩をするようにするといいでしょう。光刺激（二〇〇〇ルックス）にリズミカルな運動を二〇分間。これでセロトニンが調整されます。

「気功」もなかなか効果的です。

ここまで、できるようになったら、午前中の森林浴をおすすめします。宇宙のエネルギーをいっぱい含んだ空気のもとで、心身ともにリフレッシュすることです。

……などなど、なんでもかまいません、**とにかく動いてみましょう。**

「私にもできた」「何だ、これくらい」という気持ちになれば、もう一度、天風健康学を学ぶ気になります。

「恐れず、怖れず、悲しまず」の〝三ず主義〟を守り、動いてみましょう。

一生に一度しかない人生を、楽しく動いてみることが大切です。

まだまだ、そこまでできないときには、「よく噛むこと」です。

私たちはついつい、姿勢筋や大型の筋肉にどうしても目がいってしまいますが、むしろ、人間にとって二番目とも三番目ともいわれている「咬筋」を鍛えることです。天風先生は、一つの物を食べるのに少なくとも五〇回噛むことをすすめました。硬いものを、強く、よく噛むことは、消化吸収によいだけでなく、脳にとっても、とてもよいことなのです。また、よく噛むことで、最強の抗ガン物質も出されるといいます。

この「よく噛む」ための食事には、玄米が最高です。それに、ミネラル分を多く含んだスルメイカもおすすめです。これは認知症予防にも最適なのです。脳幹の活動を高め、ＡＢ神経系の活動を高め、やる気を高めてくれます。

原始の時代から人間は生のものでも、硬いものでも何でもよく噛んで、自らを鍛えたのです。世界三大美人の小野小町や、徳川家康もよく噛んでいたという研究報告もあります。

徳川家康は、幼少期に人質になったり、お母さんや兄弟を殺されたりしながらも、無理難題を克服して天下人になりました。その強烈なストレスさえ乗り切った原点は、あの強靭な「顎」にあるのかもしれません。

これに対し、最近の流行はインスタント食品です。歯が折れるほど硬い食べものは見かけなくなりました。子供の好きなハンバーグなど、噛むのか噛まないのかわからないものがあふれています。肉でもなんでも、「おいしさ」はもとより、「やわらかさ」が「売り」になる時代です。現代ではほとんどの人が噛む行為を放棄しているといってもいいでしょう。

近代化、文明化が人類を徐々に滅ぼしていく——その様相は、こんなところにも見ることができるのです。


このように、おすすめの運動法は様々ですが、

「神筋をシンキング」(神経と筋肉を共に考える)

というすばらしい言葉があるように、神経で作られた脳を駆動し、活動させ、やる気を高めるためには、大きい筋肉を運動させるか緊張させればよいのです。

皆さんもぜひ、今日からさっそく始めてみてください。

そうして、今日から生まれ変わるのです。

気づいたとき、思い立ったときが、あなたの最高のバースデーです。

≪出典・参考文献≫

＜中村天風＞
「成功の実現」
「心の成功の炎を」
「盛大な人生」
「叡智のひびき」
「真理のひびき」
＜清水榮一＞
「心の力」(PHP研究所)
「絶対積極の心」(大和書房)
「中村天風 もっと強くなれ、必ずそうなれる」(三笠書房)
「中村天風に学ぶ絶対積極の言葉」(KKロングセラーズ)
「今がその時」(PHP研究所)
「強く願えば奇跡が起こる」(三笠書房)
「自分を変える7日間」(三笠書房)
＜大木幸介＞
「脳内麻薬と頭の健康」(ブルーバックス)
「やる気を生む脳科学」(ブルーバックス)
＜貝谷久宣＞
「脳内不安物質」(ブルーバックス)
＜安保　徹＞
「免疫革命」(講談社インターナショナル)
「病気は自分で治す」(新潮社)
「こうすれば病気は治る」(新潮社)
＜有田秀穂＞
「セロトニン欠乏脳」(生活人新書)

〈新装版〉
医家16代の医師が解く
中村天風 健康哲学

著 者 伊藤 豊
発行者 真船美保子
発行所 KKロングセラーズ
〒169-0075 東京都新宿区高田馬場2-1-2
電 話 03-3204-5161(代)

印刷・製本 中央精版印刷(株)

ISBN978-4-8454-5150-0
Printed In Japan 2021